临床常见眼科疾病
诊疗与病案教学探讨

LINCHUANG CHANGJIAN YANKE JIBING ZHENLIAO YU BING'AN JIAOXUE TANTAO

刘 莛 ◎ 主编

中国纺织出版社有限公司

图书在版编目（CIP）数据

临床常见眼科疾病诊疗与病案教学探讨 / 刘珪主编
. -- 北京：中国纺织出版社有限公司，2022.11

ISBN 978-7-5180-9977-1

Ⅰ．①临⋯ Ⅱ．①刘⋯ Ⅲ．①眼病－诊疗－病案
Ⅳ．①R771

中国版本图书馆CIP数据核字（2022）第198972号

责任编辑：傅保娣　　责任校对：寇晨晨　　责任印制：王艳丽

中国纺织出版社有限公司出版发行
地址：北京市朝阳区百子湾东里 A407 号楼　邮政编码：100124
销售电话：010—67004422　传真：010—87155801
http://www.c-textilep.com
中国纺织出版社天猫旗舰店
官方微博 http://weibo.com/2119887771
三河市宏盛印务有限公司印刷　各地新华书店经销
2022 年 11 月第 1 版第 1 次印刷
开本：787×1092　1/16　印张：9.25
字数：221 千字　定价：78.00 元

《临床常见眼科疾病诊疗与病案教学探讨》
编委会名单

主　编

刘　莛　陆军特色医学中心

李崇义　陆军特色医学中心

编　委（排名不分先后）

叶　剑　刘　玮　陈春林　刘明明　纪淑兴

郝晓莉　曹开伟　耿　钊　许　欢

所有编者单位为陆军特色医学中心

主编简介

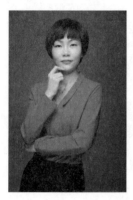

刘莛，陆军特色医学中心眼科主任、副主任医师、副教授、硕士研究生导师。美国加州大学圣地亚哥分校 Shiley Eye Institute 访问学者。中华医学会眼科学分会角膜病学组委员、中国医师协会循证医学专业委员会循证眼科学组委员、全军眼科专业委员会屈光学组委员、重庆市医学会眼科专委会委员等。从事眼科临床工作 20 余年，在屈光手术、青光眼、白内障、眼表疾病等方面有较高的学术造诣。曾获国家留学基金资助、军队科技进步二等奖、重庆市科技进步二等奖、第三军医大学教学标兵等荣誉，授权国家发明专利 1 项。以第一作者发表论文 20 余篇，其中 SC 论文 10 篇。

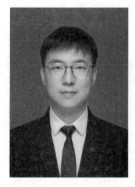

李崇义，陆军特色医学中心眼科主任助理、主治医师、讲师、医学博士。中国人口文化促进会眼科专业委员会委员、重庆市医院协会眼科管理专业委员会委员。主要从事老年性眼病的临床诊治与基础研究，入选陆军军医大学优秀人才库，主持包括国家自然科学基金、重庆市自然科学基金、重庆市科卫联合医学科研基金在内的 8 项课题。主编专著 1 部，参编专著 1 部，发表 SCI 论文 10 余篇，授权 6 项国家发明专利。

前　言

　　眼是人体的视觉器官，由眼球及其附属结构构成，其非常精致、特殊和复杂。近年来，随着医学的迅速发展、知识的更新和新疾病的出现，眼科学领域空前繁荣，新理论、新技术、新方法如雨后春笋，不断涌现。眼科疾病的诊断方法和治疗观念均有较大的更新，过去被认为是不治和难治的疾病，目前已有了行之有效的治疗方案。为了适应眼科的发展和满足广大眼科医生的需求，进一步提高眼科医生的临床诊治技能和水平，我们组织了长期从事临床一线工作的专家，结合当前眼科学的研究成果和临床需要，编写了《临床常见眼科疾病诊疗与病案教学探讨》一书。

　　本书从临床实用出发，结合长期从事眼科临床工作的经验，总结了眼科常见病、多发病的临床特点，详细阐述了角膜疾病、白内障、青光眼、视神经疾病的病因、诊断、治疗等。本书内容丰富新颖、资料可靠，力求将眼科基本理论、基础知识、基本技能与临床实践完美结合，融科学性、系统性、先进性、实用性与启发性于一体。可供临床眼科医生及在校医学生参考阅读。

　　限于我们的编写经验及学识水平，本书可能存在不足之处，敬请广大读者批评指正。

编者

2022 年 8 月

目　录

第一章 角膜疾病

第一节 病毒性角膜内皮炎

角膜内皮炎是指原发于角膜内皮的炎症所导致的一系列角膜内皮功能障碍。临床上主要表现为角膜水肿、角膜后沉着物（KP）及轻度前房炎症，部分患者伴眼压高，可复发，也可发生于术后，同时角膜基质并无明显炎症变化。因此，继发于角膜基质炎的角膜内皮损害不属于角膜内皮炎。

一、流行病学特点

感染人类的疱疹病毒，包括单纯疱疹病毒（HSV）、水痘-带状疱疹病毒（VZV）、巨细胞病毒（CMV）和 EB 病毒（EBV），除 EBV 外，HSV、VZV 和 CMV 均可导致角膜内皮炎。

HSV 存在范围广，人是其唯一的自然宿主，原发感染1～4岁时最易发生，感染后90%无临床症状，因而成年人大多数感染过 HSV。HSV 分为 HSV-1 和 HSV-2 两型，眼部 HSV 感染绝大多数为 HSV-1 型。研究显示，美国、德国和坦桑尼亚成年人中 HSV-1 感染的血清阳性率分别高于50%、70%和90%。在欧洲，普通人群中 HSV-1 的感染率为60%～90%，尽管人群中 HSV-1 的感染率很高，但只有20%～25%的患者出现眼部和皮肤的复发性疱疹病变。在法国，单纯疱疹性角膜炎（HSK）的发病率为31.5/（10万人·年），其中13.2/（10万人·年）为新发病例，18.3/（10万人·年）为复发病例。在中国，HSK 的发病率有不断增高的趋势，虽无准确的流行病学资料，但 HSK 仍是我国主要的致盲性眼病之一，占角膜盲的首位。据统计，在1998～2006年华西医院进行的610例（616眼）角膜移植中，角膜瘢痕是角膜移植的首要原因（50.8%），其中病毒感染占38.1%，远高于真菌感染（7.1%）和细菌感染（5.2%）。

带状疱疹性角膜炎（HZK）是眼带状疱疹（HZO）的主要病变之一，由 VZV 感染所致。带状疱疹在免疫正常者中的发病率随年龄的增加而增加，平均患病率为1.4/（1 000人·年），0～14岁者约为0.45/（1 000人·年），70岁以上者可高达17/（1 000人·年），85岁以上人群中1%可出现二次感染带状疱疹。器官移植者、有隐匿或已知的恶性肿瘤患者及艾滋病患者罹患带状疱疹的危险性大大增加。带状疱疹无性别和种族差异。其中10%～20%带状疱疹患者可发生 HZO，约65%的眼带状疱疹患者可出现 HZK，通常在急性期之前、同时或皮疹消退后数月至数年出现。美国的一项队列研究显示，带状疱疹感染合并眼部并发症的患者平均年龄为62.6岁，HZK 为最常见的眼部并发症（76.2%），表现为点状角膜炎、假树枝状角膜炎、前基质浸润型角膜炎、角膜巩膜炎、边缘性角膜炎、神经营养性角膜炎、暴露性角膜炎和盘状角膜内皮炎，并可以任何形式复发。

二、病因和发病机制

（一）自身免疫机制

1982 年，Khodadoust 和 Attarzadeh 报道了 2 例角膜内皮炎病例，表现为周边角膜水肿伴线性 KP。鉴于其临床表现具有双侧性及对称性、与角膜移植后角膜内皮排斥表现类似，及对糖皮质激素良好的反应，作者认为该病是针对角膜内皮细胞的自身免疫反应。之后有多位学者发现糖皮质激素在治疗角膜内皮炎时并非总是有效，Sugar 及 Smith 报道了 1 例糖皮质激素治疗无效的角膜内皮炎，并且在发病 7 个月后出现了树枝状角膜炎。因此，学者们推测病毒感染尤其是 HSV 感染可能是角膜内皮炎的主要病因。

（二）单纯疱疹病毒感染

目前有大量的证据支持 HSV 感染是角膜内皮炎的重要病因，已证实在角膜内皮炎患者的房水中可分离出 HSV、HSV 的 DNA 或 HSV 抗原，也有研究发现，患者房水分离的细胞中存在 HSV 及角膜内皮炎患者的角膜组织中存在 HSV，有些角膜内皮炎伴虹膜炎的小梁网中也发现了 HSV。除了直接在角膜内皮炎患者的房水及组织中检测出病原外，该病对局部及全身阿昔洛韦治疗的良好反应也进一步印证了 HSV 感染的理论。

（三）巨细胞病毒感染

临床上发现一些角膜内皮炎患者的房水中无法检测到 HSV 和 VZV，且对阿昔洛韦治疗反应不佳。近几年，多位学者利用房水聚合酶链反应（PCR）病毒检测、活体角膜共聚焦显微镜等方法证实这类角膜内皮炎患者为 CMV 感染。与 CMV 感染导致的眼后节炎症不同，CMV 感染导致的眼前节炎症，如角膜内皮炎、前葡萄膜炎等常见于免疫功能正常的人群和局部或全身长期应用免疫抑制剂的患者，如角膜移植术后。

（四）其他病毒感染

除 HSV 及 CMV 外，学者们利用电子显微镜和 PCR 发现多种病毒可以导致角膜内皮炎，如 VZV、流行性腮腺炎病毒、人类疱疹病毒-6（HHV-6）、人类疱疹病毒-8（HHV-8）、水疱性口炎病毒等。

（五）前房相关免疫偏离（ACAID）

ACAID 是指眼源性抗原信号通过眼局部的抗原提呈细胞（APC）经血到达脾时，选择性地抑制迟发型超敏反应（DTH），但保留体液免疫的现象，当病原体进入眼内或角膜移植后可发生。HSV 在原发感染皮肤-黏膜后可以逆行潜伏在三叉神经节的感觉神经元，也有研究显示 HSV-1 可潜伏于角膜、虹膜或泪腺，当条件适宜时发生再次激活。低滴度的病毒可能自发性地进入前房，被抗原提呈细胞捕获后，即可诱发 ACAID。

Zheng 等将灭活的 HSV 注入兔眼的前房，制作出单纯疱疹病毒角膜内皮炎的动物模型，并提出 ACAID 可能是单纯疱疹病毒角膜内皮炎的发病机制。发生病毒感染后，ACAID 的存在极大地抑制了 DTH，避免细胞毒 T 淋巴细胞（NKT）对病毒的裂解作用，仅存在病毒对内皮细胞的直接攻击而无免疫细胞对内皮细胞的毒性攻击，因此临床仅表现为轻微的前房反应。此外，前房中体液免疫并未受到抑制，甚至发生免疫增强，大量病毒抗体经过受损的血眼屏障进入前房，中和病毒抗原，使炎症仅局限在内皮细胞。

目前尚未有其他病毒可诱发 ACAID 的报道，ACAID 在其他类型病毒中的作用尚不明确。

三、临床表现与分型

角膜内皮炎的临床特征包括角膜后沉着物、无基质炎症的角膜水肿和轻度前房炎症，此外，还可有视力下降、眼红、角膜知觉减退，当伴眼压高时可有眼痛。

有关角膜内皮炎的分型主要依据其病因、病变部位、形态等特征，方法众多。早在1984年，Sundmacher 等根据病因，将其分为病毒性、自身免疫性及组织相容性抗原相关性角膜内皮炎 3 类。1988年日本学者根据发病部位将角膜内皮炎分为周边型、中央型、旁中央型及虹膜睫状体炎型 4 类。1990年我国孙秉基等则将其分为急性特发性角膜内皮炎（Ⅰ型）、急性中央水肿型角膜内皮炎（Ⅱ型）和角膜葡萄膜炎型角膜内皮炎（Ⅲ型）。目前，国内外较公认的分型方法为1999年 Holland、Schwartz 和 Liesegang 等根据角膜后沉着物的分布及基质和上皮水肿的形态将角膜内皮炎分为盘状角膜内皮炎、弥漫性角膜内皮炎、线状角膜内皮炎及扇形角膜内皮炎。

（一）盘状角膜内皮炎

VZV 引起的盘状角膜内皮炎可以发生在 VZV 感染的急性病变后的任何时间，最常见于急性期后 3~4 个月，临床表现与 HSV 盘状角膜炎相似，表现为盘状角膜基质水肿及水肿区域相应的 KP。VZV 盘状角膜内皮炎常继发于额部、颞侧头部皮肤或眼睑的疱疹之后，患者也可能是无疹性带状疱疹。带状疱疹皮肤病变疼痛明显，发生角膜内皮炎时前房炎症反应较 HSK 重或同时合并眼压高或虹膜炎，经过一段时间治疗后，常可见虹膜的节段性萎缩，并且其复发频率相对较少，这些都是与 HSV 盘状角膜内皮炎的不同点。

（二）弥漫性角膜内皮炎

该型较少见，可表现眼红、眼痛、畏光及视力下降。典型者表现为角膜基质弥漫性水肿伴水肿区散在于整个角膜后的 KP，可有上皮水肿和轻至中度虹膜炎。患者角膜水肿明显，虹膜炎不易发现；严重病例可有角膜内皮斑和前房积脓。角膜水肿可在几周内自动消退，但角膜内皮细胞不同程度减少。本型可见于全身腮腺炎病毒感染者，病毒可能通过病毒血症播散至前房，从而导致角膜内皮细胞感染。

（三）线状角膜内皮炎

该型角膜内皮细胞损伤呈进行性，是病情最为凶险的类型。临床表现为周边部角膜呈扇形或地图形水肿，KP 呈线形位于水肿区边缘，与非水肿区形成明显分界线，KP 线从角膜缘向中央进展。有时 KP 形成钱币状病灶，病灶区可有或无角膜水肿。患者睫状体充血及前房反应轻微，可出现间歇性眼压升高，其表现类似于青睫综合征。本型通常单眼发病，可见于穿透性角膜移植和白内障等内眼手术后，多发生于术后约 1 周，也可见于术后2~10年。该型可能与手术损伤神经致使潜伏的病毒激活有关，其病因包括 HSV 和 CMV，尤其是当出现 KP 组成的钱币状病变时高度提示 CMV 感染。本型可能是免疫介导的反应，其依据如下。

（1）内皮 KP 线与角膜移植排斥的内皮线酷似。

（2）有些病例双眼发病，且与白内障手术无关。

（3）内皮KP线从角膜缘向中央进展。

（4）对糖皮质激素治疗敏感。

（四）扇形角膜内皮炎

该型也表现为角膜周边部水肿，但与线状角膜内皮炎不同，其KP散在分布于角膜水肿区，病情相对较轻，角膜内皮细胞损伤较少，也有学者认为本型可能是病损轻微的线状角膜内皮炎。共聚焦显微镜检查角膜基质细胞活化，但无明显炎症细胞浸润，角膜内皮细胞肿胀、边界不清，可见大量炎症细胞，说明本病角膜水肿源于角膜内皮细胞损害，非角膜基质炎症。

四、诊断

主要将患者的病史、临床症状及典型眼部体征作为诊断依据，具体如下。

（1）多见于青壮年，发生于内眼术后者多为老年人。

（2）多单眼发病，有虹膜炎或糖尿病史者更易发病。

（3）起病急，视力下降明显，眼红、眼痛。

（4）角膜基质水肿，内皮粗糙，上皮完整。

（5）灰白色KP分布在角膜水肿区或水肿区边缘，前房反应轻。

（6）少数患者眼压升高。

（7）可伴虹膜睫状体炎。

（8）部分患者发生于内眼术后，内眼手术过程顺利，术后约1周角膜内皮开始水肿，后弹力层皱褶渐加重，内皮浑浊。

近年来，临床上广泛使用角膜共聚焦显微镜及眼前节光学相干断层成像（OCT）检查以帮助诊断。

（一）角膜共聚焦显微镜

角膜内皮炎时，由于角膜水肿明显，角膜内皮镜检查通常难以观察到角膜内皮细胞的变化。共聚焦显微镜作为一种非侵入性检查方法，尤其是激光共聚焦显微镜的优势，使其在角膜内皮炎的诊断中发挥重要作用，对CMV角膜内皮炎的诊断价值更高。

HSV角膜内皮炎患者共聚焦显微镜下可见角膜内皮假性Guttata并可融合形成孔状改变、细胞间隙增大、细胞边界不清、内皮细胞间和表面炎症细胞浸润、内皮细胞缺损和KP，KP可突破内皮细胞间的连接，使内皮细胞出现缺损区。经过抗病毒联合抗炎治疗，角膜内皮细胞的改变可以恢复，但内皮细胞密度下降。

假性Guttata需与富克斯（Fuchs）角膜内皮营养不良的Guttata鉴别。前者是在炎症时暂时的内皮细胞水肿使胞体肿胀所致，共聚焦显微镜表现为隆起的暗区伴边界高反射线，治疗后可消失；后者则为边界模糊的隆起暗区，暗区中央有圆形白色点（又称青春痘样改变），其永远存在，并随病情发展逐渐增多。

除角膜内皮细胞的改变外，实际上角膜其他各层在角膜内皮炎时也发生不同程度的变化，包括以下变化。

（1）病变区角膜上皮细胞肿胀，细胞间出现大小不一的空泡。

（2）基底细胞层可见树突状郎格罕细胞聚集，临床症状消退后，郎格罕细胞密度下降，但仍高于对侧眼。

（3）患眼上皮下神经纤维丛密度明显下降甚至消失，神经纤维变细。

（4）后角膜基质细胞肿胀、活化，病情迁延患者基质内可见大量炎症细胞浸润。

（二）眼前节 OCT

当角膜水肿明显时，判断是否有角膜后沉着物十分困难，此时，利用眼前节 OCT 不仅可以评价角膜水肿程度，还可以分清角膜后壁是否存在 KP 及 KP 的位置，辅助角膜内皮炎的诊断。

（三）实验室检查

病毒性角膜内皮炎的诊断存在临床诊断与实验室检查一致率低的问题，这主要与取材时间和检查方法有关，取材时间越早，阳性率越高。

1.房水聚合酶链反应（PCR）检查

目前常用的 PCR 方法的灵敏度尚不足以检测出正常房水中的病原体，因此，当房水病原体检查结果为阳性时即可明确诊断，但阴性结果也不能完全排除诊断。常规检查的病毒包括 HSV、VZV、CMV 和 EBV。该方法除了检测房水的病原体外，还可以监测炎症因子的变化，并可用于评估疗效。其敏感度可达 80%～100%，特异度为 65%～87%。PCR 检查结果受多种因素的影响，如患者病变典型或未经抗病毒药治疗者阳性率高；局部麻醉药、荧光素、虎红和丽丝胺绿等染色剂均可干扰 PCR 的反应，从而降低其有效性。目前，房水 PCR 检测不是病毒性角膜内皮炎的必须检查，其主要应用于反复发作或疑难病例的诊断与鉴别诊断。

2.病毒培养

该方法复杂，时间长，特异性强，阳性率低。有研究者对 170 例可疑 HSK 患者的角膜刮片培进行培养，仅 14 例阳性，但其中 50 例培养阴性者 PCR 为阳性。这可能与病毒培养方法不敏感有关，也可能为 PCR 假阳性。另外，PCR 阳性只说明存在病毒 DNA，并不能说明其为有功能病毒，也不能分辨潜伏和感染病毒，这可以解释 PCR 较低的特异性。

五、治疗

目前，国内外尚缺乏有关角膜内皮炎治疗的多中心研究或循证医学的相关结果。由于其发病机制是由病毒感染直接侵害和病毒抗原的迟发型超敏反应共同形成的，其治疗原则应包括抑制病毒复制、减轻炎症导致的角膜损害及保护角膜内皮细胞功能。目前较公认的方法为全身和局部抗病毒联合抗炎治疗，其中足量抗病毒是治疗成功的前提和关键步骤。（巨细胞病毒性角膜内皮炎的治疗见本章第二节）。

（一）药物治疗

1.抗病毒药物

目前眼部疱疹病毒感染的常用药物包括阿昔洛韦（ACV）、更昔洛韦（GCV）、伐昔洛韦（VCV）等。现有的抗病毒药物并不能清除病毒，只能缓解症状，并帮助维持病毒呈潜伏状态。

（1）作用机制：常用药物的作用机制如下。

1）阿昔洛韦（ACV）：ACV选择性抑制HSV、VZV，对腺病毒和牛痘病毒无效。ACV进入疱疹病毒感染的细胞后，与脱氧核苷竞争病毒胸苷激酶或细胞激酶，药物被磷酸化成活化型阿昔洛韦三磷酸酯，作为病毒复制的底物与脱氧鸟嘌呤三磷酸酯竞争病毒DNA多聚酶，从而抑制病毒DNA合成，显示抗病毒作用。ACV仅作用于新合成病毒的DNA，对已感染病毒的细胞无效。ACV半衰期为2～3h，生物利用度为10%～20%，需高剂量、高频率使用。

2）伐昔洛韦（VCV）：为ACV的前体药物，口服后迅速吸收，并在体内很快转化为阿昔洛韦，其抗病毒作用为阿昔洛韦所发挥。VCV生物利用度为50%～55%，因此，用药频率降低，主要用于治疗HSV-1、HSV-2和VZV感染的治疗。

3）更昔洛韦（GCV）：结构及作用机制类似于ACV，但比ACV抗病毒谱更广、作用更强。GCV在组织培养中对HSV和VZV的作用与ACV相当，在体内则比ACV强60倍，而且对CMV的作用明显，是ACV的50倍，呈高度特异性抑制作用，对腺病毒也有效。此外，GCV具备穿透性强、毒性低、水溶性好、半衰期长等特点，因此，GCV已成为目前治疗病毒性角膜内皮炎的常用药物，尤其是治疗CMV感染的首选药物。然而，GCV对CMV的高度特异抑制作用是可逆的，除去药物作用后，病毒DNA合成又重新开始，使疾病复发。这与GCV对HSV相对不可逆抑制不同。

（2）局部抗病毒药：国内对于HSV性角膜内皮炎常选用0.15%更昔洛韦凝胶或滴眼液、0.1%阿昔洛韦滴眼液。①0.15%更昔洛韦凝胶每天4次，或0.15%更昔洛韦滴眼液每天4次。②0.1%阿昔洛韦每2h 1次或3%阿昔洛韦眼膏每天5次，长期应用可出现药物毒性角结膜炎、过敏性结膜炎及泪小点狭窄等并发症。由于阿昔洛韦滴眼液角膜穿透性较差，仅对上皮型HSK疗效满意，对基质型及内皮型角膜炎疗效欠佳。眼膏剂型浓度高，滴眼后在眼表停留时间长，可在一定程度上弥补这种缺陷。

（3）全身抗病毒药物：全身应用抗病毒药物治疗HSV性角膜内皮炎非常关键，其适应证包括严重盘状角膜内皮炎、严重弥漫性角膜内皮炎、所有线状角膜内皮炎、局部滴眼药困难的儿童患者及预防性用药。

1）ACV是临床上常用的抗HSV药物，病程初期静脉给药疗效更佳，可每次5mg/kg，每天3次，静脉滴注，共2周，后改为口服ACV 200mg，每天5次。由于口服ACV的眼内通透性良好，也可无须静脉给药。根据文献资料及笔者的经验，建议角膜内皮炎口服剂量为ACV每次200～400mg，每天5次，国外有研究治疗剂量每次可高达400～800mg，每天5次。依据角膜内皮炎的炎症程度，口服抗病毒药物疗程可长达3个月以上。ACV全身应用的不良反应包括恶心、呕吐、腹泻及其他胃肠道反应。

2）文献报道，口服GCV 1g，每天3次，共8周，联合局部0.15%GCV凝胶每天4次和0.1%氟米龙每天3次治疗HSV性角膜基质炎和角膜内皮炎，结果显示，口服GCV能有效治疗单纯疱疹病毒性角膜炎，迅速缓解症状与体征，并明显缩短病程。观察期间未见明显用药后不适感和肝肾功能损害等不良反应。口服GCV也适用于治疗带状疱疹角膜内皮炎和巨细胞病毒性角膜内皮炎。GCV主要不良反应是血常规变化，表现为白细胞下降（粒细胞减少）、血小板减少。用药全程每周测血常规1次。其他不良反应有发热、腹痛、恶心、呕吐、厌食、稀便、瘙痒、出汗、视觉变化、继发感染等。

3）对于带状疱疹病毒性角膜内皮炎者，也可以口服泛昔洛韦250mg，每天3次，共 7d。

4）对口服 ACV 和 GCV 治疗无效者，也可给予广谱抗病毒药。

（4）预防：国外文献报道，口服 ACV 400mg，每天 2 次，持续 12～18 个月，可明显降低 HSK 复发，尤其是对预防基质型 HSK 复发的效果优于上皮型 HSK。也有文献报道，口服 VCV 500mg，每天 1 次，共 12 个月，与口服 ACV 400mg，每天 2 次的预防 HSK 复发的作用相同。然而，由于服药时间长及可能存在的不良反应，国内患者很难接受类似的预防方案，因此，尚无国内相关文献。迄今为止尚无明确的理论依据指导预防病毒性角膜内皮炎的复发，也无特效抗病毒药能杀灭神经节内的 HSV，同时长期口服 ACV 或 VCV 存在肝肾毒性的风险。因此，临床需长期口服 ACV 或 VCV 时应权衡利弊。

2.糖皮质激素

虽然糖皮质激素的应用尚存在争议，但国内外文献均支持角膜内皮炎时应使用糖皮质激素，且不可忽视长期应用可能带来的问题，如糖皮质激素性青光眼、白内障，及促使病毒进入角膜、延长基质炎性反应等。

（1）局部应用：根据美国疱疹性眼病研究组治疗免疫性角膜基质炎的研究结果，笔者建议局部糖皮质激素治疗角膜内皮炎的治疗期应超过 10 周。具体用法：第 1 周 1% 泼尼松龙滴眼液每天 4～8 次（轻度每天 4 次、重度每天 6～8 次），病情控制后开始逐渐减量，将作用强的糖皮质激素改为作用弱的，如将泼尼松龙改为氟米龙或氯替泼诺，剂量越低，使用时间越长，当剂量减至每天 1 次时需使用大约 3 周，共计用药 10～12 周。

为了减少病毒性角膜内皮炎的复发，在使用局部糖皮质激素时，必须联合抗病毒药物如 GCV 凝胶或滴眼液，每天 4 次，在局部激素减量过程中，保持抗病毒药物的用药频率与糖皮质激素相同。

（2）全身应用：部分病情严重的角膜内皮炎，如线状角膜内皮炎和弥漫性角膜内皮炎，可联合口服糖皮质激素，通常的用法为口服泼尼松 40～60mg，每天 1 次。如果炎性反应迅速得到控制、角膜水肿明显减轻、泼尼松口服不超过 1 周，可立即停药，并继续局部药物治疗；否则，应根据病情逐渐减药。在治疗角膜内皮炎的过程中，由于顾虑糖皮质激素引起的并发性白内障和糖皮质激素性青光眼等并发症而常出现用量不足或停药过早过快等问题，导致病情迁延或反复。

（二）手术治疗

部分患者由于误诊或病情严重、反复发作等原因导致角膜失代偿，需行穿透性角膜移植或角膜内皮移植等手术治疗。

第二节 巨细胞病毒性角膜内皮炎

巨细胞病毒性角膜内皮炎是由巨细胞病毒（CMV）引起的角膜内皮炎症，其典型的表现包括：钱币状 KP 伴轻度角膜水肿或不伴角膜水肿，或线形 KP（类似于角膜内皮排斥线）伴严重角膜水肿；患者免疫功能正常；PCR 检查房水 CMV 的 DNA 阳性；更昔洛韦（GCV）或缬更昔洛韦治疗有效；可伴前葡萄膜炎或眼压升高。该病自 2006 年由 Koizumi

等报道后才逐渐被大家认识，绝大多数文献来自亚洲人群，早期诊断及治疗是关键，否则可出现角膜内皮失代偿。近年来陆续有报道CMV角膜内皮炎也可以发生在长期全身或局部应用免疫抑制剂的患者，如角膜移植术后，其临床表现不同于典型的CMV角膜内皮炎，应引起眼科医生的高度重视。

一、流行病学特点

自2006年报道CMV性角膜内皮炎以来，其病例报道日益增多，但尚缺乏相关流行病学资料。到目前为止，仅有1篇大样本CMV性角膜内皮炎的报道，共106例109眼，所有患者HIV阴性，均经房水PCR证实CMV阳性。患者多为中老年人，男性占80.2%，部分患者有全身疾病，其中16%患者有糖尿病，20%患者有高血压，9.4%患者有癌症。很多患者明确诊断为CMV性角膜内皮炎前曾诊断为其他眼病，其中48.6%诊断为前葡萄膜炎、36.7%诊断为进行性系统性硬化症（PSS），39.4%诊断为继发性青光眼或高眼压症。一些患者在诊断前曾行眼部手术，包括角膜移植术（25.7%）、青光眼手术（30.3%）和白内障手术（55.0%）。96.3%的患者曾局部使用糖皮质激素治疗，推测局部糖皮质激素的使用可能促进CMV的激活。现有的文献资料多来源于新加坡和日本等亚洲国家。

二、病因

CMV属于疱疹病毒科，又称细胞包涵体病毒、人类疱疹病毒5型，因感染宿主细胞肿大，并具有巨大的核内包涵体而得名。CMV呈典型疱疹病毒形态，其DNA结构与HSV相似，比HSV大5%，特异性高，广泛存在于自然界，是一种嗜淋巴细胞的大包膜双链DNA病毒，可通过性接触、母乳、唾液和器官移植等多种途径在人群中传播。人是CMV的唯一宿主，CMV在人群的感染率相当高，我国成人CMV感染率为80%～97%，美国40岁以上人群CMV感染率为80%～85%。CMV多为隐性感染，可潜伏在唾液腺、乳腺、肾、白细胞或其他腺体。人一旦感染CMV，将终身存在于体内，当机体抵抗力下降时被激活，导致复发。

研究显示，不同CMV株的毒力可能是影响病毒学应答的重要因素，CMV株毒力之间的差异可能是因为基因遗传变异参与了病毒与宿主细胞的渗透、组织嗜性或病毒复制。其中较为重要的毒力因子是CMV糖蛋白B（gB），它是CMV的主要包膜糖蛋白，其与gH、gM、gL共同参与病毒入侵宿主细胞，主要介导病毒进入宿主细胞、细胞与细胞间病毒传递，并融合感染细胞。它可能是宿主细胞免疫和体液免疫的重要靶点。CMV含线状双链DNA分子，基因组长度为220～240kb。有长短独特序列UL和US，依据编码gB的UL55基因核苷酸多态性，可将gB分为4个基因型gB-1/gB-4。不同基因型呈散在分布，而对特定的群体常以某种基因型为主，不同基因型的患者病毒载量有明显的差异，对药物治疗和发生排斥反应及疾病转归也存在明显差异。

眼部CMV感染分为两类，其中免疫功能低下者（如AIDS患者和骨髓移植患者）表现为CMV性视网膜炎，免疫功能正常者表现为CMV性角膜内皮炎、前葡萄膜炎、炎症性高眼压综合征和青光眼睫状体炎综合征（又称Posner-Schlossman综合征，PSS）。一般认为，宿主免疫状态的差异在CMV感染潜伏与激活转归中起决定性作用，研究显示，CMV视网膜炎的AIDS患者gB-2阳性率较高，2015年Oka等证明CMV角膜内皮炎和虹膜睫状体炎患者的房水中CMVgB-1为绝对优势基因，表明CMV进入眼前节和眼后节的路径可能不一致。

三、发病机制

CMV性角膜内皮炎的确切机制尚不清楚，初期认为该病可能是自身免疫疾病，因其表现类似于角膜移植排斥反应，并对糖皮质激素治疗有效。Suzuki和Ohashi认为前房相关性免疫偏离（ACAID）可能是CMV性角膜内皮炎的主要机制：当潜伏感染的病毒发生间歇性再活化时，可有不同数量的病毒扩散至前房。病毒颗粒的反复脱落诱发针对病毒抗原的ACAID，如果已经存在的抗体不能中和再活化的病毒就会出现感染。此机制可以解释为什么临床上部分患者局部抗炎治疗有效，但停药后会复发，相反，如果联合抗病毒治疗，CMV性角膜内皮炎的治疗效果更好。

四、病理特征

2015年Chan等回顾性分析了3例角膜移植术后的CMV相关角膜移植片感染者的病理特征，包括以下方面。

（1）感染CMV的角膜基质细胞位于邻近角膜内皮的深基质层或植片与植床交界面。

（2）病灶区无急慢性炎症表现。

（3）无血管形成。上述结果表明CMV的角膜感染不同于CMV视网膜炎，后者CMV感染血管内皮细胞，导致周围胶质细胞、神经元细胞和视网膜色素上皮细胞感染。

五、临床表现

（一）钱币状或线状KP

这是CMV性角膜内皮炎特征性的临床表现，钱币状KP更常见。钱币状KP表现为中等大小的KP环形分布，KP环中央伴或不伴轻度局限性角膜水肿；线状KP常位于角膜水肿区的边缘，水肿严重，该型角膜内皮细胞损害呈进行性，因此预后差。Koizumi等的大样本研究显示，70.6%的CMV性角膜内皮炎患者表现为钱币状KP，8.3%为线状KP。钱币状KP和线状KP可同时存在。

（二）角膜水肿

73.4%的CMV性角膜内皮炎有角膜水肿，角膜水肿的形态和位置与KP的排列有关，钱币状KP者角膜水肿呈圆形，水肿程度轻，角膜水肿位于KP区域内；线状KP者角膜水肿呈扇形，水肿程度重，自角膜缘向角膜中央进展，KP线分布于角膜水肿区的边缘，类似角膜移植排斥的内皮排斥线。

（三）眼压升高

高眼压可能出现在CMV性角膜内皮炎的患者，其眼压升高可能与小梁网炎症相关。CMV性角膜内皮炎者高眼压的发生率为38.5%～87.0%，经抗CMV治疗，多数患者的高眼压可获得良好控制。

（四） 其他

房角镜可见部分患者房角周边前粘连，小梁网色素减少或增加。

六、实验室检查

（一） 角膜共聚焦显微镜

2007年Shiraishi等报道CMV性角膜内皮炎在共聚焦显微镜下可见角膜内皮细胞层"鹰眼"样改变，表现为内皮细胞变大，在高反光核周围环绕低反光晕，作者认为此为病毒包涵体的表现，有时可见变大的内皮细胞内呈车轮状的多个核内包涵体和高度反光的圆形小体，该小体直径为$10\sim30\mu m$。目前认为后者是CMV感染后向前房突出或脱落的坏死的内皮细胞，经治疗上述改变可消失。除此之外，角膜内皮密度下降。角膜其他层的变化包括上皮水肿、上皮下或基质神经纤维减少（病变治愈后可恢复）、基质细胞反光增强及点或针状高反光。由于角膜共聚焦显微镜检查的非侵入性，在CMV性角膜内皮炎的诊断及监测疗效方面已得到广泛应用，但当角膜水肿严重时，角膜内皮细胞的观察可受影响。

（二） 眼前节OCT

裂隙灯下所见的角膜后壁形态改变（包括钱币状KP）在OCT表现为角膜后壁形态多样的高反光，呈树枝状、圆顶状、四角形或锯齿状，它可能是CMV感染的肿胀或坏死的角膜内皮细胞，抗CMV治疗后可消失，因此，可以用前节OCT监测病情变化和治疗效果。

（三） 房水检测

可检查房水病毒DNA和局部产生的抗体。房水病毒DNA检测阳性一般见于在疾病发作期或早期，但抗体阳性可见于任何时期。

1.PCR检测病毒DNA

房水病毒DNA的检测通常包括HSV、VZV、CMV和EBV的DNA。自首例PCR发现房水CMV-DNA诊断CMV性角膜内皮炎以来，已有大量相关文献报道。正常房水无任何病原体，因此，在排除污染的前提下，若PCR测定CMV-DNA阳性，其结果应是可信的，但CMV-DNA阴性并不能排除诊断。Kandori等发现，房水中的CMV病毒载量与CMV性角膜内皮炎和前葡萄膜炎的严重程度密切相关，作者对73例难治性眼前节炎症（包括虹膜睫状体炎、角膜内皮炎和角膜葡萄膜炎）的研究显示，73例患者中24例RT-PCR发现房水CMV-DNA阳性，CMV阳性与高眼压、钱币状角膜损害、复发及角膜内皮细胞密度减少有关，并且房水中的CMV病毒载量与角膜内皮细胞的减少程度及病变复发次数密切相关。因此，PCR技术不仅用于CMV性角膜内皮炎的诊断，还可用于对病情预后的判断。虽然该检测方法在CMV性角膜内皮炎的诊断中优势明显，但其操作具有侵入性，因此临床应用受到限制。

2.房水病毒抗体检测

房水中CMV抗体检测联合血清抗体检测也可协助诊断。使用Goldmann-Witmer系数计算公式，若房水IgG/血清IgG计算值＞3，则视为阳性，即提示有眼内抗体生成。另一种计算方法是比较两种病毒的房水/血清抗病毒抗体的比值，一种病毒的房水/血清抗病毒抗体比值与另一种病毒的房水/血清抗病毒抗体比值比较≥4，也提示眼内抗体生成。与DNA阳性出现在疾病初期不同，由于上述检查阳性结果出现在病程的不同阶段，建议联合不同检查方法以提高阳性率。

七、诊断

由于 CMV 性角膜内皮炎是近年来才认识到的疾病，相关的诊断尚无统一标准。主要诊断依据包括特征性的眼部体征和房水病原学检查结果。同时，应详细询问病史及相关治疗史。根据日本角膜内皮炎研究组（JCESG）的建议，CMV 性角膜内皮炎的确诊标准如下。

（1）房水 PCR 检测 CMV-DNA 阳性，同时 HSV-DNA 和 VZV-DNA 阴性。

（2）临床表现。

1）具有钱币状损害或线状 KP（类似于角膜移植排斥线）的角膜内皮炎。

2）局限性角膜水肿伴 KP 的角膜内皮炎，同时具备以下任意两条：①复发性/慢性前葡萄膜炎；②高眼压/继发性青光眼；③角膜内皮细胞减少。

由于目前国内很多单位尚不能进行房水病原学检查或角膜共焦镜检查，笔者建议其临床诊断标准如下：①角膜内皮典型的钱币状损害或线状 KP 伴角膜水肿；②全身免疫功能正常；③更昔洛韦或缬更昔洛韦治疗有效。

八、鉴别诊断

CMV 不仅导致角膜内皮炎，还可以表现为前葡萄膜炎、PSS 或富克斯异色性虹膜炎，并且常重叠，因此需要与其他 CMV 眼前节炎症进行鉴别诊断。

（一）CMV 前葡萄膜炎

其特点为单眼慢性或复发性前葡萄膜炎，眼压升高伴轻度虹膜萎缩，部分病例合并角膜内皮炎，角膜内皮细胞减少，全身免疫功能正常，房水 CMV 阳性，房水 CMV 病毒载量与角膜内皮细胞密度减少密切相关。由于 CMV 前葡萄膜炎与 CMV 性角膜内皮炎的表现部分重叠，因而认为两者存在一定的关系或是同一种疾病的不同时期。

（二）PSS

早在 1987 年即有报道 11 例 PSS 中 7 例 CMV 阳性，另有研究显示，105 眼前葡萄膜炎患者 24 例 CMV 阳性者中 18 例为 PSS，占 75%，Hwang 等报道 19 例非 HSV 炎症性高眼压综合征且 PCR 检测为 CMV-DNA 阳性的患者中，15 例曾诊断为 PSS。笔者也遇到过 2 例诊断为角膜内皮炎的患者曾被诊断为 PSS 治疗超过 20 年，之后按 PSS 给予控制眼压和局部糖皮质激素治疗无效，最终经口服及局部抗病毒药联合糖皮质激素治疗后病情得以控制。也许长期糖皮质激素的应用使这些 CMV 阳性的 PSS 患者体内病毒活化，导致疾病反复发作。CMV 阳性与阴性的 PSS 临床表现无差异，因此，对于 PSS 患者，如果经常规控制眼压及炎症治疗病情仍不能控制者，应考虑 CMV 感染的可能。

（三）HSV 性角膜内皮炎

目前认为线状角膜内皮炎的病因既可以是 CMV，也可以是 HSV。前者可同时伴钱币状 KP 等特异性的体征，对 GCV 治疗有效；而后者的线形 KP 形成于角膜水肿的边缘，对

ACV治疗敏感。此外，房水PCR病毒检测可帮助明确诊断。

（四）角膜移植术后排斥反应

近年来逐渐认识到CMV相关的角膜移植片感染是角膜移植失败的重要原因之一。有研究显示，穿透性角膜移植术失败重复移植者，其失败的移植片经免疫组化和电镜证实CMV感染率为每年6.3%，并且在角膜基质内也有CMV。CMV相关的角膜移植片感染与角膜移植术后的内皮排斥极为相似，通常无典型CMV角膜内皮炎临床表现，当出现无法解释的突发性角膜上皮或基质水肿、眼压升高、色素性KP、无或轻微前房反应、线状狄氏膜皱褶或毫无征兆的角膜内皮细胞减少时，如果经常规抗排斥治疗无好转，应高度怀疑角膜移植术后的CMV性角膜内皮炎，必要时行房水PCR检测。近年来，随着角膜内皮移植的广泛开展，Anshu等发现角膜内皮移植术后CMV性角膜内皮炎的发病率较高，其可能的原因如下。

（1）CMV性角膜内皮炎的患者易被误诊为HSV角膜内皮炎。

（2）患者术前可能有CMV潜伏在角膜和眼前节组织，角膜移植术后免疫抑制剂的应用使病毒激活。

（3）供体角膜来源的CMV导致病毒复制和感染。

（五）富克斯异色性虹膜炎

Chee等报道105眼伴高眼压的前葡萄膜炎患者24例CMV阳性者中5例为富克斯异色性虹膜炎，占CMV阳性病例的20.8%。一项16例富克斯异色性虹膜炎中的CMV阳性率为31.3%。Chee等发现36眼富克斯异色性虹膜炎中的CMV阳性率为41.7%（15眼），作者在进一步分析CMV阳性与CMV阴性富克斯异色性虹膜炎的区别时发现，前者多为男性，年龄较长，角膜内皮可见结节状病灶。

九、CMV角膜内皮炎尚不明确的临床问题

CMV性角膜内皮炎尚有许多问题不清楚。其一，人类是CMV的唯一宿主，正常人群中CMV感染率较高。由于CMV可潜伏感染在骨髓CD_{34}^+前体细胞和周围血单个核细胞，包括淋巴细胞、巨噬细胞等。当血眼屏障破坏时，巨噬细胞可迁徙至前房，因此，与CMV感染无关的前房炎症患者可能出现CMV-DNA假阳性，因此，建议用CMV-DNA定量结果来明确诊断并指导治疗。其二，角膜钱币状损害的真实特征不清楚，起初认为钱币形状是KP形成，之后角膜共聚焦显微镜发现在角膜内皮细胞存在由包涵体形成的鹰眼样细胞，并证实鹰眼样细胞与钱币状角膜损害有关。现认为钱币状损害是由感染CMV的内皮细胞和白细胞与病毒抗原相互作用的结果。其三，抗CMV药物可导致骨髓抑制等严重不良反应，然而，现有资料并没有报道与抗CMV治疗角膜内皮炎相关的严重不良反应，这可能与患者免疫功能正常有关。其四，尚无抗CMV药物治疗剂量及疗程的统一方案。由于难以从体内去除CMV，疾病的复发不可避免，尤其是角膜内皮细胞下降明显者，局部GCV的应用很难停止。

十、治疗

治疗原则包括抑制病毒复制、减轻炎症导致的角膜损害及保护角膜内皮细胞功能。根据 CMV 性角膜内皮炎的发病机制，其治疗应包括抗感染及抗炎两方面，通常采用全身和局部抗病毒药物联合局部糖皮质激素治疗。由于 CMV 性角膜内皮炎治疗的相关研究较少，更缺乏大样本多中心的研究，因此可参考与 CMV 相关的 PSS 治疗经验。有研究建议，并非所有 CMV-DNA 阳性的患者都需要抗 CMV 治疗，只有当房水中的 CMV-DNA 拷贝数超过 10^3/mL 时才需要治疗。

（一）抗病毒治疗

目前国内最常用的抗 CMV 的药物是更昔洛韦（GCV），5mg/（kg·d），静脉滴注，每天 2 次，共 6 周，然后改口服 GCV 1g，每天 3 次，共 6 周。GCV 的主要不良反应为中性粒细胞减少，并与用药剂量有关，可逆，其他还有血小板减少、肾功能损害、肝功能异常等，因此，治疗期间应定期查血常规及肝、肾功能。

根据角膜病变的严重程度，可行玻璃体腔注射 GCV，注射前先抽取 0.1mL 房水行病原学检查，然后于玻璃体腔注射 0.5～3.0mg/0.1mL 的 GCV，每周注射 1 次，连续注射 3 次。需要强调的是 GCV 眼内注射采用玻璃体腔注射，而不是前房内注射，主要是为了避免药物对角膜内皮细胞的毒性作用。

有学者用 0.15%GCV 凝胶可有效治疗 CMV 性角膜内皮炎，具体用法：每天 6 次，共 12 周。在治疗 4 周后，角膜钱币状 KP、角膜水肿及前房炎症明显减轻，12 周角膜变透明，房水中 CMV 拷贝数明显下降，房水中 GCV 的浓度可达（162±202.4）ng/mL，且无明显不良反应。有研究显示，长期局部应用 GCV 和低剂量糖皮质激素治疗 CMV 性角膜内皮炎，可保护角膜内皮细胞，因此建议长期维持治疗。结合笔者经验，推荐：急性期，0.15%GCV 凝胶每天 6 次，1%泼尼松龙滴眼液每天 2 次，治疗 3 个月；维持期，0.15%GCV 凝胶每天 4 次，1%泼尼松龙滴眼液每天 1 次，至少用药 1 年。用药期间定期复查，尤其注意眼表及眼压变化。

缬更昔洛韦是 GCV 的缬氨酸醋类前体药物，是一种治疗获得性免疫缺陷综合征（AIDS）患者 CMV 性视网膜炎的新药，口服生物利用度为 60%，是 GCV 的 10 倍，口服即可达到静脉注射 GCV 的血药浓度。进食脂肪后其生物利用度增加，因此应在进餐时服用。缬更昔洛韦以更昔洛韦形式通过肾小球滤过和肾小管分泌排出体外，因而肾功能不良患者剂量应作相应调整。血透析患者禁用。方法：缬更昔洛韦 900mg，每天 2 次，服 6 周，然后改为 450mg，每天 2 次，6 周。本品主要的不良反应（发生率 10% 以上）包括胃肠道反应、中性粒细胞减少、贫血、发热、头痛、失眠及视网膜脱离等。

由于 GCV 和缬更昔洛韦全身用药可能导致骨髓抑制，缬更昔洛韦价格昂贵，而 GCV 眼用凝胶给药方式简单，且角膜穿透性强，在房水中可达到有效治疗浓度，因此可作为治疗 CMV 性角膜内皮炎的一种选择，通常用 0.15%GCV 凝胶，每天 4～6 次，根据病情可连续应用 3 个月至 1 年。

对应用 GCV 和缬更昔洛韦治疗无效的患者，也可以考虑其他抗 CMV 的药物，如膦甲酸、西多福韦和福米韦生。膦甲酸可特异性直接抑制病毒诱导的 DNA 聚合酶和逆转录酶；

西多福韦在体内转化为二磷酸西多福韦后可抑制病毒DNA聚合酶，对GCV耐药株仍有效；福米韦生则抑制CMV的基因表达和抑制CMV吸附宿主细胞。这3种抗CMV药物的治疗经验主要来源于CMV性视网膜炎，尚未见治疗CMV性角膜内皮炎的报道。

（二）抗炎治疗

对于CMV性角膜内皮炎，在足量抗病毒药物治疗的前提下，应局部使用糖皮质激素抗炎。由于病变主要在角膜内皮层，应选择穿透性较强的药物，如1%醋酸泼尼松龙滴眼液或0.1%地塞米松滴眼液。但CMV性角膜内皮炎角膜水肿程度较轻，因此可局部应用糖皮质激素，如1%醋酸泼尼松龙滴眼液每天2次。如果患者有眼压（IOP）高，可适当加抗青光眼药物。

值得注意的是，患者停药后病情可复发，平均间隔8个月。这是因为虽然GCV对CMV具有高度特异性抑制作用，但此作用是可逆的，除去药物作用后，病毒DNA合成又重新开始。研究显示，GCV治疗人CMV感染的免疫缺陷患者是非常安全的，可使CMV损害消退，病毒释放消失，但复发率高，停药30d，约80%患者发生临床和病毒学的复发。GCV或缬更昔洛韦治疗免疫正常的PSS的有效率可达89%，但复发率也可高达82%，虽然局部GCV眼用凝胶的有效率仅为64.7%，但其复发率也相对较低，约为45%，因此相对于全身用药，局部GCV凝胶可能更为安全，或采用全身及局部联合抗病病毒治疗，以减少复发。

第三节　大泡性角膜病变

正常的角膜内皮细胞具有屏障和泵功能，使角膜基质处于相对的脱水状态，从而保持角膜的正常厚度和透明性。各种原因导致角膜内皮细胞数量减少、功能下降，不足以维持这一正常功能的病理状态称为角膜内皮失代偿（CED），临床上会出现角膜基质水肿、上皮水泡形成等典型体征，因而又称为大泡性角膜病变（BK）。大泡性角膜病变不仅可以严重损害患者的视力，而且一旦水泡破裂，角膜上皮下神经丛暴露，患者还会出现剧烈的疼痛、畏光、流泪和异物感。长期、慢性病变还可伴随新生血管的出现和纤维增生，导致视力进一步下降，部分患者还可发展为久治不愈的角膜溃疡。

一、流行病学特点

在欧美国家，大泡性角膜病变在穿透性角膜移植手术的原发病病因中占首位，为16%～26%。我国的情况有所不同，山东省眼科研究所对1997年1月至2002年12月期间行穿透性角膜移植术的1 702例患者进行回顾性原因调查，发现感染性角膜病在其中占近50%，而大泡性角膜病变118例，仅占6.9%，但有逐年上升的趋势。类似地，温州医科大学附属眼视光医院1999年9月至2009年12月进行各类角膜移植手术的727例患者中，大泡性角膜病变仅占7.8%。近年来随着我国各种内眼手术的不断增加，大泡性角膜病变在角膜移植病因中的比例也有日益增多的趋势。

在美国，富克斯（Fuchs）角膜内皮营养不良是引起大泡性角膜病变进而施行角膜内皮移植的首位病因，而我国有很大不同。山东省眼科研究所回顾性分析了2000年1月至

2005年12月的324例大泡性角膜病变患者（343只眼）的发病原因，其中先天性因素占10.78%；后天性因素占89.22%。后天性因素中外伤和手术源性占81.85%（其中白内障手术引起的高达59.46%），而青光眼、病毒性角膜炎、角膜移植术后内皮细胞功能失代偿等其他原因仅占18.15%。洪晶教授统计了北京大学眼科中心自2007～2015年完成的1 142例角膜内皮移植手术，病因的第1位是白内障术后大泡性角膜病变，约占50%，第2位是玻璃体切割术后大泡性角膜病变，第3位是眼外伤后大泡性角膜病变，第4位是富克斯角膜内皮营养不良。由此可见，在中国重视各种内眼手术和外伤引起的大泡性角膜病变尤为重要。

二、发病机制

正常角膜内皮细胞不仅是物理性屏障，可限制房水从前房进入到角膜基质，而且具有主动的脉冲液体转运功能，将被黏多糖吸入到基质的水分泵回前房，使角膜中的水分进出达到动态平衡，维持在76%～78%的相对脱水状态而保持透明性。一般认为角膜内皮细胞单层发育成熟形成细胞接触后，在细胞周期G_1期受到抑制即停止分裂、增殖，在正常条件下终生保持无复制状态。因此，手术或外伤引起角膜内皮细胞受损后无法再生。通常认为角膜内皮细胞降至正常数量的10%～15%即300～500/mm²时将无法维持正常的泵功能，房水进入角膜基质，角膜基质小板之间因黏多糖吸水后距离增宽导致基质水肿、厚度增加，基质水肿到一定程度时角膜上皮也出现水肿。由于表层上皮细胞之间存在紧密连接，水分无法通过，造成水分在上皮细胞内和上皮细胞间堆积，上皮基底细胞与Bowman膜分开形成微囊和大泡。一旦大泡破裂，角膜上皮细胞缺损，神经纤维暴露，可引起剧烈的眼痛。虽然角膜上皮细胞可再生修复，但水泡会再次破裂，反反复复，水泡破裂时还易继发病原微生物的感染，导致迁延不愈的角膜溃疡。大泡破裂反复多次后，可在角膜上皮下形成弥漫的结缔组织瘢痕。角膜基质长期水肿也可导致角膜基质纤维增生、角膜浑浊和新生血管长入。

大泡性角膜病变形成的必要条件有两个，第一是角膜内皮细胞功能受损至一定程度，第二是角膜基质板层结构相对正常。如角膜本身由于既往病变已形成大片基质瘢痕，水分就无法通过瘢痕达到上皮细胞层面形成大泡。

若导致角膜内皮细胞受损的致病因素解除后角膜内皮细胞数量及功能仍可达临界值之上，则大泡性角膜病变为可逆性；若其数量及功能始终在临界值之下，则是真正意义的角膜内皮细胞失代偿，导致不可逆性大泡性角膜病变。如在内眼手术后经过积极治疗3个月后，患者的角膜基质持续水肿，大泡病变持续存在，则为不可逆性的大泡性角膜病变。

三、病因

（一）手术

白内障摘除手术、玻璃体视网膜手术、角膜移植手术、抗青光眼手术等各种内眼手术均可导致大泡性角膜病变的发生。其中，白内障手术是引起大泡性角膜病变的首位原因。另外激光虹膜切除术也可伤及角膜内皮细胞。

1.白内障手术

（1）机械损伤：前房内操作过多，晶状体娩出，各种手术器械、人工晶状体等多次进出前房，术中前房塌陷，超声乳化颗粒及核碎片在前房内翻动，过高的灌注流速等均会对角膜内皮细胞造成机械性的损伤，甚至发生一定范围后弹力膜的撕脱后被误认为是晶状体囊膜被去除，尤其是当初学者手术欠熟练、患者病情复杂，如浅前房、联合手术、术中发生后囊破裂等并发症需要进行后续处理时较容易发生。

（2）超声波振荡：目前超声乳化白内障摘除术是治疗白内障的主流手术。超声乳化探头每分钟产生数万次振动，尽管手术过程中大部分的超声能量被晶状体核碎片所吸收，但仍会对眼内组织尤其是角膜内皮细胞造成一定损伤。尽管随着设备的升级、超声模式的优化及术者手术技巧的提高，大大降低了这一类损伤的程度，如有研究表明囊袋内超声乳化技术大大降低了角膜内皮细胞的丢失率，但是当晶状体核过硬、超声乳化能量高、超声时间长及超声乳化操作平面接近角膜内皮平面时，仍不可避免地会对角膜内皮细胞有较明显的损伤。

（3）热损伤：超声乳化探头进入前房后，其高速振动会产生一定热量，尽管有硅胶套和灌注液冷却的保护，但当能量过高和手术时间过长时，也会对内皮细胞尤其是切口附近的内皮细胞造成热烧伤。

（4）术后早期并发症：如高眼压、炎症反应重等也可引起角膜内皮细胞进一步损伤。

（5）合并其他高危因素：患者本身合并富克斯角膜内皮营养不良等内皮病变的，因高龄、眼外伤、青光眼、葡萄膜炎、糖尿病等原因术前角膜内皮细胞功能就欠佳的，更容易出现内眼手术引起的角膜内皮细胞损伤。2009年瑞典的一项对273例白内障术后大泡性角膜病变患者的大规模回顾性研究发现，约有43%的患者术后立即出现角膜水肿并始终未得到恢复，这其中术前合并角膜内皮病变的患者是不合并内皮病变患者的近4倍。洪晶教授2012年的一项回顾性研究发现，在北京大学眼科中心就诊的62例因白内障摘除联合后房型人工晶状体植入手术引起大泡性角膜病变的患者中，通过对患者对侧眼的观察，发现有8例是富克斯角膜内皮营养不良的患者，比例高达8%，其中部分在白内障术前是未得到正确诊断的。

2.玻璃体、视网膜类手术

虽然这类手术主要步骤在眼后节完成，但这类手术引起大泡性角膜病变的也并不少见。洪晶教授的总结显示，因手术源性大泡性角膜病变在北京大学眼科中心施行各类角膜移植手术的患者中，玻璃体、视网膜类手术占病因的第2位，仅次于白内障类手术。分析其原因，除了手术中的机械损伤、术后眼压控制不良、炎症反应等对角膜内皮细胞的影响外，与在中国接受这类手术的患者通常自身条件较差（即高危患者）有很大关系，如术前长期高眼压、多次手术、外伤史、硅油对角膜内皮细胞的影响、合并其他眼部疾病需联合手术等。

3.抗青光眼手术

抗青光眼手术后发生大泡性角膜病变的主要原因包括术前高眼压使患者角膜内皮细胞储备减少、手术中的机械损伤、术后眼压控制不良、术后炎症反应及引流阀对角膜内皮细胞的影响等。

4.角膜移植手术

（1）供体角膜内皮细胞条件差：角膜移植尤其是角膜内皮移植手术对供体本身内皮细

胞的数量和质量要求很高。若供体本身细胞计数少或六角形细胞比例低，取材或保存过程中处理不当，均可导致术后大泡性角膜病变的发生。

（2）手术损伤：术中操作不熟练或过多操作可直接机械损伤角膜内皮细胞。

（3）术后角膜移植排斥、炎症反应、继发青光眼、广泛虹膜前粘连等均可损伤角膜内皮细胞。

5.眼部激光手术

主要指激光虹膜切除术（LI）。尽管LI安全有效，但远期观察其对角膜内皮细胞仍有一定程度的损伤，继而发生角膜内皮失代偿甚至最终施行角膜移植的病例并非罕见。有关氩激光或Nd：YAG激光虹膜切除术对人角膜内皮细胞影响的英文文献自1984年起多达几十篇，其中有多篇文献报道在LI术后短期内至数年间出现角膜内皮失代偿。损伤可能的机制有激光聚焦不当的直接损伤、热损伤、机械冲击波损伤、虹膜色素播散、一过性的眼压升高、炎症、房水扰动、对角膜内皮的剪切应力、血-房水屏障的慢性破坏、气泡损伤等。

患者本身潜在的危险因素包括急性房角关闭、前房过浅、虹膜色素重（亚洲人常见）、患者本身存在角膜内皮病变和糖尿病等。其中患者本身有角膜内皮病变这一危险因素值得重视。有文献报道5例闭角型青光眼同时合并双眼富克斯角膜内皮营养不良I期的患者，接受较大能量氩激光虹膜切除术，手术眼术后短期到几年间出现不可逆的大泡性角膜病变，而未进行激光治疗的对侧眼在随访期并未发现明显进展。Ang等的研究显示，确诊富克斯角膜内皮营养不良或有角膜Guttata的患者在激光虹膜切除术后有近1/4都发生了角膜内皮失代偿。

激光的类型、应用能量的大小和治疗次数是术后发生角膜内皮损伤的外在危险因素。其中关于激光的类型，多数学者认为Nd：YAG激光因具有高能量、短脉冲、击射点数少的特点更适用于虹膜切除，因此单独应用Nd：YAG或联合应用氩激光和Nd：YAG虹膜切除（对色素深的患者更适用）较单独应用氩激光引起角膜内皮损伤小。一个有趣的现象是同样是亚洲国家，尽管新加坡较日本有更高的原发性闭角型青光眼的发病率和激光治疗数量，但因新加坡多联合应用氩激光和Nd：YAG进行激光虹膜切除，而日本多应用氩激光行虹膜切除，因此新加坡报道的LI术后发生角膜内皮失代偿并发症的比例远低于日本。

（二）创伤

各种眼部爆炸伤、钝挫伤、穿透伤甚至化学伤、热烧伤和冷冻伤均可引起角膜内皮细胞损伤，严重的可导致大泡性角膜病变。爆炸伤、钝挫伤在眼内形成的冲击波或直接接触、挤压是损伤角膜内皮细胞的主要原因。曾有汽车气囊外伤后患者出现持续性角膜大泡的报道。穿透伤还可导致虹膜植入性囊肿，当囊肿过大时可直接触及角膜内皮，造成其数量减少、功能受损，当阻塞房角引起眼压升高时可进一步损害角膜内皮细胞。临床上观察到毒气引起的化学伤，因其具有很强的穿透性，直接导致眼内细胞的损伤，引起大泡性角膜病变伴有虹膜脱色素。

出生时产钳伤在数年后发生大泡性角膜病变的在临床上并不罕见。产钳损伤或其他负压损伤可导致后弹力膜破裂、卷曲，破裂处的内皮细胞缺损，被纤维组织或上皮样细胞替代，发展多年后可逐渐引起大泡性角膜病变。Honig观察了11例产钳或负压损伤后发生大泡性角膜病变的角膜，并根据形态将Descemet膜损伤分为几种类型：如表现为损伤的

Descemet膜分别向两侧卷曲；一侧卷曲而另一侧Descemet膜飘向前房；多处Descemet膜小破裂伴局部纤维化增殖等。电镜观察到产钳伤后角膜内皮细胞数量明显减少，形态呈纺锤样或星状改变，并伴有色素沉积。Tetsumoto等对4例产钳伤引起大泡性角膜病变的角膜进行光镜和透射电镜的观察，发现在Descemet膜破裂卷边处有内皮细胞堆积并侵入Descemet膜从而形成一层新的基底膜。其中1例出现内皮细胞向上皮细胞转化，出现类似于后部多形性角膜内皮营养不良时角膜内皮细胞的改变。

四、临床表现

（一）症状

1.视力下降

角膜基质水肿本身对视力影响不大，单纯角膜基质水肿即使厚度增加70%，仍可保持相对正常视力。但轻度的角膜上皮水肿即可导致明显的视力下降，原因在于上皮水肿引起的角膜表面不规则散光。角膜内皮细胞处于失代偿的临界状态或失代偿早期时，常以晨起视物模糊更明显，这是因为夜间睡眠时，眼睑闭合导致眼表蒸发能力明显降低，角膜上皮和基质内液体滞留。随着日间睁眼时间延长，角膜前表面的蒸发增强，角膜水肿减轻，视力因而较晨起时有所好转。但随着角膜内皮细胞数量和功能进一步减少和下降，视力就会呈现持续稳定的降低。若伴有Descemet膜皱褶，也可导致不规则散光，使视力下降更明显。反复多次大泡破裂，角膜上皮下形成弥漫的结缔组织瘢痕，还可引起光线散射。角膜长期水肿可导致角膜基质纤维增生、浑浊和新生血管长入，将导致视力进一步下降。

2.异物感、疼痛等

因角膜上皮水泡形成，患者早期会出现异物感，常进行性加重。水泡破裂时，角膜上皮下三叉神经眼支的神经丛暴露，患者会出现剧烈的眼痛、畏光、流泪，瞬目时尤为明显。上皮修复后水泡会再次破裂，疼痛反复发生。大泡反复多次破裂、角膜上皮下形成结缔组织瘢痕后，角膜知觉可减退，上皮水肿减轻，有时疼痛反而会有所缓解。

（二）体征

（1）裂隙灯下可见角膜上皮水肿形成水泡或微囊，角膜表面不平。水泡破裂后，角膜上皮荧光素着染，甚至形成溃疡。反复多次发生大泡破裂后，角膜上皮下形成弥漫的结缔组织瘢痕。早期角膜基质水肿增厚，透明性下降，后期角膜基质浑浊，呈磨砂玻璃样，可伴新生血管长入。可伴Descemet膜皱褶。

（2）超声角膜厚度测量显示角膜厚度增加，中央角膜厚度常常＞600μm。临床上通常将600～800μm定义为角膜轻度水肿，800～1 000μm为角膜中度水肿，超过1 000μm为角膜重度水肿。

（3）角膜共焦显微镜检查可观察到角膜上皮大泡形成。大泡性角膜病变早期，角膜轻度水肿透明性尚可时，应用角膜内皮显微镜或角膜共焦显微镜检查可观察到角膜内皮细胞数量明显减少，通常＜800/mm²，并失去正常六角形细胞形态。后期角膜中重度水肿或基质明显浑浊时，就无法完成角膜显微内皮镜或角膜共焦显微镜检查了。

（4）眼前节OCT检查可显示角膜上皮大泡，基质水肿、增厚或瘢痕形成，Descemet膜皱褶。

五、诊断

主要依靠患者的病史、临床症状及典型眼部体征进行诊断。诊断依据如下。

（1）有内眼手术史或眼外伤史，前者多为老年人。

（2）视力明显下降，伴异物感和不同程度的眼痛。

（3）裂隙灯下可见角膜上皮水肿形成水泡或微囊。水泡破裂后，角膜上皮荧光素着染，可形成溃疡。反复多次发生大泡破裂后，角膜上皮下形成弥漫的结缔组织瘢痕。早期角膜基质水肿增厚，透明性下降，后期角膜基质浑浊，呈磨砂玻璃样，可伴新生血管长入。可伴 Descemet 膜皱褶。

（4）超声角膜测厚显示角膜厚度增加，中央角膜常＞600μm。

（5）早期角膜透明性轻度下降时，应用角膜内皮显微镜或角膜共焦显微镜检查可见角膜内皮细胞数量明显减少，通常＜800/mm^2，并失去正常六角形细胞形态。

（6）眼前节 OCT 检查可显示角膜上皮大泡，基质水肿、增厚或瘢痕形成，Descemet 膜皱褶，可帮助诊断。

六、鉴别诊断

内眼手术术后角膜水肿应与以下疾病进行鉴别。

（一）Descemet 膜脱离

Descemet 膜脱离表现为内眼手术尤其是白内障手术后短期内即发生的角膜水肿，也与患者高龄、浅前房、手术过程中器械多次进入切口、初学者、复杂手术等因素有关，常在切口附近（也多是脱离的起始端）水肿最明显，所以应与内眼术后的大泡性角膜病变相鉴别。鉴别要点：裂隙灯下仔细观察（角膜水肿明显时可应用高渗剂辅助），在角膜后方隐约可看到脱离的膜状物，并与角膜组织有一定距离。应用 UBM 或眼前节 OCT 可帮助明确诊断。

（二）毒性前节综合征（TASS）

TASS 是非感染性物质诱发的眼前节组织的毒性破坏，通常发生于内眼手术（白内障手术多见）后24h，通常手术过程顺利，多与手术器械浸泡消毒未彻底冲洗、错误使用低渗灌注液及结膜下注射的药物逆流入眼内等有关。患者常有眼红和明显的视力下降，除了有弥漫的角膜水肿，角膜内皮面可呈龟背样改变。还伴有严重的前节反应、纤维素性渗出，甚至假性前房积脓。当出现假性前房积脓时，易与术后眼内炎混淆，应立即行眼部B超检查，TASS 通常玻璃体无明显病变，而眼内炎玻璃体有明显感染表现。

（三）角膜内皮炎

多见于中青年，但发生于内眼术后者多为老年人，有虹膜炎或糖尿病史者更易发病，故需要与内眼术后的大泡性角膜病变相鉴别。这类患者多有病毒性角膜炎病史，通常内眼手术过程顺利，术后早期视力恢复良好，角膜透明，多在1周左右出现视力明显下降伴眼红、眼痛，裂隙灯下除了可见角膜基质水肿，内皮粗糙，上皮多完整，且在角膜水肿区或水肿区边缘可见灰白色KP分布，前房反应相对较轻。此时，单纯抗炎治疗效果不明显，需联合抗病毒治疗。

七、预防

内眼手术前应完善角膜内皮显微镜检查，对角膜内皮数量低于 1 000/mm² 或六角形细胞比例过低的患者应格外注意。没有条件做角膜内皮显微镜检查的医院除了应用裂隙灯镜面反射法仔细检查患者角膜内皮有无营养不良等病变之外，对于有晨起一过性视物模糊症状的患者还应注意测量其角膜厚度，对中央角膜厚度＞600μm 的患者应视为大泡性角膜病变的高危人群。高龄或伴有眼外伤史、青光眼、葡萄膜炎、糖尿病等角膜内皮细胞功能不良的高危患者，手术时都应加倍小心操作，白内障超声乳化手术尽量应用高负压低超声能量的模式，有条件的应使用角膜内皮细胞保护作用良好的黏弹剂。有条件进行角膜内皮移植手术的，对预估角膜内皮细胞已处于临界状态的患者可考虑同时行白内障摘除＋人工晶状体植入＋角膜内皮移植三联手术。

八、治疗和预后

角膜内皮细胞单层发育成熟形成细胞接触后，即停止分裂增殖，在正常条件下终生保持无复制状态。因此，一般认为手术或外伤引起其损伤到一定程度导致角膜内皮细胞失代偿后是无法逆转的。但有研究显示，角膜内皮细胞并没有退出细胞周期，仍具有增殖分裂的能力。目前大量有关体外角膜内皮细胞的增殖培养、干细胞诱导分化成角膜内皮细胞、刺激离体和在体角膜内皮细胞再生的研究都已取得了一定的进展，尤其近些年来关于 Rho 激酶（ROCK）抑制剂对角膜内皮细胞修复的研究非常多，但其真正应用于临床治疗大泡性角膜病变及其使用安全性还有待进一步研究。

目前的治疗方法包括保守治疗和手术治疗。

（一）保守治疗

内眼手术对角膜内皮细胞的影响可持续 3 个月，因此，在术后或外伤早期应积极地进行保守治疗，尽可能恢复角膜内皮细胞的功能，而不是发现角膜大泡后立即进行角膜移植手术，手术并不是越早越好。

1.抗炎药物

内眼手术或外伤后角膜水肿明显的患者，早期（3 个月内）应加强糖皮质激素的应用，积极抗炎，去除炎症对内皮细胞的侵害，并改善内皮细胞的功能。具体用法国内外尚缺乏相关循证医学支持的结论。根据临床经验可使用抗炎作用强且角膜穿透性好的糖皮质激素滴眼液，如 1% 醋酸泼尼松龙滴眼液或 0.1% 妥布霉素地塞米松滴眼液，每天 6 次，炎症反应或角膜水肿严重时可增加到每小时 1 次，或分组频点，如 1 日 3~4 组，每组为每隔5~10min 1 次×3 次。晚上可应用 0.1% 妥布霉素地塞米松眼膏。病情控制好转后逐渐减量每天 3~4 次。也可改为抗炎作用稍弱且对眼压升高作用较小的药物，如 0.5% 氯替泼诺滴眼液或 0.1% 氟米龙滴眼液，每天 3~4 次，酌情逐渐减量。部分病情重的患者术后可短期联合口服糖皮质激素，通常的用法为口服醋酸泼尼松（龙）30~40mg，每天 1 次。口服超过 1 周，可立即停药，并继续局部药物治疗。用药期间，应密切监测眼压。

2.降眼压药物

当角膜内皮细胞功能下降时，即使轻度的眼压升高甚至正常范围的眼压也可导致明显的角膜上皮水肿，因此适当应用降眼压药物可改善角膜上皮水肿。β受体阻滞剂、α受体激动剂、碳酸酐酶抑制剂均可酌情应用，因前列腺素衍生剂和缩瞳剂会加重炎症反应，一般禁用。

3.重组牛碱性成纤维细胞生长因子（bFGF）

有研究表明，bFGF可促进体外培养的兔、猫等动物角膜内皮细胞损伤的修复，促进内皮细胞的黏附生长，刺激内皮细胞增殖。在角膜冷冻损伤的兔、猫等实验动物前房内注入bFGF可促进角膜内皮细胞的修复。在中期保存液中加入bFGF可减少正常人角膜内皮细胞的损伤凋亡，改善角膜内皮细胞代谢。bFGF还可促进器官培养的受损的人角膜内皮细胞损伤的修复。因此，有医生认为bFGF滴眼液或眼用凝胶可能有助于内眼手术或外伤后角膜内皮细胞功能的修复。但目前尚无bFGF滴眼液或眼用凝胶促进入内皮细胞修复的直接证据，同时应注意应用bFGF有引起基质细胞增殖和新生血管长入的风险，对后续角膜移植手术的实施可能有不利的影响，故需根据患者的具体情况酌情应用。

4.佩戴绷带式角膜接触镜

可促进上皮愈合，保护暴露的角膜神经纤维，避免眨眼时引起的刺激，减轻患者的疼痛；亲水的接触镜增加了泪液蒸发，上皮水肿减轻，并且因为接触镜与角膜表面的间隙被泪液填充，修复了眼表的不平整，可提高部分早期患者的视力，对晚期角膜浑浊、瘢痕形成后的视力改善没有帮助；联合药物应用时还可起到药物缓释的作用。但长期应用可能会加重新生血管的形成，并有感染的风险，应密切观察，定期更换镜片，并酌情使用抗菌药滴眼液，如0.3%妥布霉素滴眼液或0.3%～0.5%左氧氟沙星滴眼液，每天3～4次，以预防感染。绷带式角膜接触镜多用于等待手术、暂不愿手术或不适合手术的患者短期佩戴。

5.高渗剂的应用

原理是通过增加角膜表面的蒸发来减轻角膜水肿。早在1942年Cogan和Kinsey就将其用于临床。目前常用的高渗剂有20%葡萄糖、5%氯化钠或甘油，因甘油引起疼痛明显，目前较少临床应用。晚间可应用20%葡萄糖眼膏或5%氯化钠眼膏。同理，将吹风机的热风吹向角膜也时以一定程度地帮助前表面的水分蒸发。但此类方法均治标不治本，只能暂时、轻度地改善角膜水肿，并且长期应用高渗剂还会引起角膜基质浑浊，使患者丧失后续角膜内皮移植的机会，应谨慎应用。

（二）手术治疗

1.角膜移植手术

对内眼手术或外伤3个月后不可逆性大泡性角膜病变可实施角膜移植手术。对轻、中度角膜水肿，尚未形成角膜基质瘢痕的大泡性角膜病变，有条件的可行角膜内皮移植术（EK）。但对重度角膜水肿或大泡性角膜病变时间过久，已形成明显瘢痕或没条件进行角膜内皮移植手术的可行穿透性角膜移植术（PKP）。角膜移植手术不仅可以消除患者的症状，还可以明显提高患者的视力。

2.姑息手术

对眼部合并其他严重疾病，预期术后难以恢复视功能的患者，或因角膜材料缺乏无法进行角膜移植手术或因各种原因拒绝接受角膜移植手术的患者可采取姑息手术，主要目的是缓解症状，减轻疼痛，但对提高视力没有帮助。此类手术方式较多，如角膜层间灼烙术、角膜错位神经根切断术、角膜板层切除术、角膜表面镜片术、羊膜覆盖术、角膜层间羊膜填塞术、板层角膜移植术、角膜前基质针刺术、紫外光核黄素交联术等。有些手术方式可以根据病情联合进行或重复进行。目前临床上常用的术式如下。

（1）角膜层间灼烙术：目的是通过在角膜基质间形成一层薄的纤维结缔组织即瘢痕，以破坏角膜正常的板层结构，阻挡水分向前渗，从而减轻角膜上皮及基质水肿，阻止角膜大泡形成，可缓解患者的疼痛症状。

（2）角膜神经根切断术：直接切断角膜三叉神经，以缓解患者的疼痛症状。

（3）羊膜类手术：羊膜是无血管、神经、淋巴管，抗原性极低的透明组织，厚度为0.02～0.05mm，是一种理想的基底膜，可促进眼表上皮化，减轻炎症反应，抑制纤维组织增生和抑制新生血管形成。羊膜覆盖手术用于大泡性角膜病变，可促进患者上皮愈合，恢复正常眼表，减轻疼痛，防止角膜溃疡等并发症出现。角膜层间羊膜填塞术可在角膜层间形成纤维膜屏障，阻止角膜大泡形成。

北京大学第一医院曾对28例不愿或无条件施行角膜移植手术的视功能差、仅要求解除疼痛的大泡性角膜病变患者进行角膜层间烧灼联合角膜错位神经根切断及羊膜覆盖术，最长随访3年，术后89.3%的患者术后疼痛感消失，10.7%的患者疼痛明显缓解，随访过程中症状无复发。术后92.9%的患者角膜上皮在1个月内愈合，角膜大泡完全消失，7.1%的患者角膜大泡范围明显缩小。随访过程未发现大泡性角膜病变复发和其他并发症出现。对于那些因各种原因暂时无法实施角膜移植的患者是一种比较安全有效的手术方法。

（4）紫外光/核黄素角膜交联术（CXL）：基本原理是利用370nm波长的紫外光照射渗透到角膜基质内的光敏剂核黄素（即维生素B_2），核黄素被激发到三线态，产生以单线态氧为主的活性氧族，并诱导角膜胶原纤维的氨基（团）之间发生化学交联反应（Ⅱ型光化学反应），这种光化学反应在瞬间改变胶原的物理学特性和组织超微结构，从而增加了胶原纤维的机械强度和抵抗角膜扩张的能力。CXL也可增加对水肿的抵抗力，使胶原纤维整齐排列，从而对大泡性角膜病变有一定的治疗效果。研究显示，CXL可使患者角膜上皮大泡缓解，疼痛减轻，厚度变薄，并有一定程度的视力提高。但对严重角膜水肿和纤维化的患者作用不明显，且通常仅维持3个月时间。CXL治疗大泡性角膜病变的远期效果和安全性还有待观察。

接受姑息类手术的患者在条件具备时仍然可行穿透性角膜移植术或角膜内皮移植术。

第四节　富克斯角膜内皮营养不良

富克斯（Fuchs）角膜内皮营养不良（FECD）是一种以角膜滴状赘疣、角膜后弹力层增厚、角膜内皮细胞进行性丢失为特征的双眼遗传性角膜病变，这种病变可以导致疼痛性失明。

临床上FECD分为早发性FECD和迟发性FECD。其中早发性FECD相对少见，在1979年由Magovern报道。患者最早在3岁时就出现角膜滴状赘疣。用裂隙灯后部反光照明法检查时，与迟发性FECD粗糙清晰的滴状赘疣不同，早发性表现为细小、斑块状分布的滴状赘疣。角膜内皮镜检查时，与迟发性FECD大的滴状赘疣不同，早发性是在内皮细胞中央出现小的、低平的滴状赘疣。早发性FECD的时间进展规律与晚发性FECD相似，只是出现得更早，在三四十岁时就出现明显的临床症状。早发性FECD在外显率上没有性别差异。

迟发性FECD发病率相对较高，多见于女性，某些病例报道中女性与男性的发病率比例为4∶1。疾病的外显率和表达可能因家族而异。女性患者的病情较严重，原因不明。家族中，女性出现角膜滴状赘疣的概率是男性的2.5倍，出现角膜水肿的概率是男性的5.7倍。疾病表现中外因可能起一定作用，但是还不很明确。FECD患者接受角膜移植的女和男的比例为（3～4）∶1。

美国的一项研究发现，高达4.0%的患者角膜内皮面有滴状赘疣，但最终发生角膜水肿的百分比要小得多。其他地区也报道过更高的发病率，如冰岛人为9.0%、新加坡人为6.5%。

FECD的患者中圆锥角膜、黄斑变性、心血管疾病的发病率也相对高。相较于正常人群，FECD的患者发生心血管疾病的危险性更高。有学者指出，FECD的发病与青光眼有关，但其间的联系还存在争议，有研究显示，FECD常伴发短眼轴浅前房，还有研究发现，FECD患者的房水引流较正常人群减弱，认为小梁网可能参与疾病的发生。

FECD进展缓慢，通常在发现角膜滴状赘疣后20～30年才出现视力下降，虽然是双眼疾病，但临床表现一般不对称。临床上一般分为4期。

第一期是滴状赘疣期，患者没有自觉症状。裂隙灯检查发现角膜中央内皮面有滴状赘疣，但角膜厚度正常。滴状赘疣是不规则散在后部角膜的突起，通常伴有细小的色素堆积。滴状赘疣在裂隙灯直接照明法检查时表现为角膜后表面细小、向后凸起的黑点；后部反光照明法检查时为散在的露珠样表现；随着时间推移，滴状赘疣由中央逐渐向外扩散，同时也在中央增多融合，形成的金箔样外观，用与角膜相切的宽光带照明法时，可见Descemet膜呈现金箔状变厚。角膜内皮细胞生物泵的功能一旦丢失，就进入本病的第二期。

第二期是角膜基质水肿期，特点是内皮细胞失代偿和基质水肿。这时，患者出现眩光症状和无痛性视力下降，尤其是早上醒来时，视力的变化与角膜水肿的程度呈正相关。早期可出现晨间视力差，到中午或傍晚视力提高，这主要与夜间睡眠时闭眼，导致角膜内皮细胞供养不足和角膜基质水分蒸发减少造成的角膜水肿有关。随着眼睁开后时间的延长，角膜基质水分蒸发增加，促进了角膜脱水，到下午或傍晚角膜水肿消退，视力会有提高。可以有眩光和光晕。角膜基质水肿最初出现在邻近后弹力层的后基质，用裂隙灯巩膜角膜缘分光照明法可以看到轻度的灰色浑浊。此外，角膜基质水肿可以导致后弹力层出现细小的皱褶。随着疾病进展，整个角膜基质水肿，使得角膜呈毛玻璃样。

第三期出现典型的角膜上皮水肿，视力明显下降。最初可以发现细小的上皮微囊，上皮表面粗糙，外观不规则，裂隙灯巩膜角膜缘分光照明法可以清晰地看到上皮点状的改变，角膜荧光染色显示凸起的上皮微囊破坏了泪膜的分布。这个阶段角膜前表面的不规则和基质的水肿浑浊导致视力进一步下降。刺激性的症状偶尔成为主要的主诉。检查可以发现前基底膜改变。随着内皮功能持续恶化，上皮囊泡融合，形成大的上皮内和上皮下大泡。当大泡破裂时，出现引起剧烈的眼痛和畏光、流泪等症状，患者容易继发感染。

第四期是瘢痕期。角膜上皮下形成弥漫的无血管的结缔组织，裂隙灯切向照明可以清楚观察到。多次反复发作大泡破裂者，更易形成瘢痕。由于瘢痕形成，疼痛减轻，角膜知觉减退，上皮水肿减轻，疼痛有所缓解，但是视力严重下降到手动水平。随着时间推移，角膜周围可能逐渐出现新生血管。这一期由于角膜移植手术的进步与普及，目前已经很少见了。

一、诊断

临床症状结合裂隙灯检查和（或）特殊检查就可以得出诊断。共聚焦显微镜可以清晰地对FECD的特征性滴状赘疣成像，为临床诊断提供有力证据。

（一）典型的临床表现

患者有临床症状，往往在50岁以后，逐渐出现视力下降，早期自觉晨间比下午症状重。

（二）裂隙灯显微镜检查

疾病早期可见角膜内皮面有滴状赘疣和金箔样细小发光点，之后逐渐出现基质水肿、上皮水泡。

（三）角膜内皮镜检查

角膜内皮出现大量黑区，角膜内皮细胞形态不均，细胞增大并呈多形性，角膜内皮细胞密度明显降低。

（四）共聚焦显微镜检查

角膜内皮细胞层可见大小不一、高反光圆点状赘疣，其周围为暗区，晚期赘疣可融合，早期内皮细胞形态正常，随着病情进展，内皮细胞增大、肿胀，失去多边形结构，终至结构不清，还会伴有上皮大泡、基质浑浊、基质细胞网状激活状态等表现。

（五）角膜超声厚度检查

疾病早期角膜厚度在正常范围内，发生角膜内皮细胞功能失代偿后，角膜厚度大于620μm。

二、鉴别诊断

FECD的鉴别诊断可以包括任何具有滴状赘疣的疾病。有些老年性角膜内皮细胞退变也会在角膜周边部出现滴状赘疣，也可出现类似本病的早期表现，但不会导致角膜水肿。病毒性盘状角膜内皮炎、角膜基质炎、后部多形性角膜内皮细胞营养不良等均可观察到滴状赘疣的形成。然而，每一种疾病都会有其他角膜和眼前段的异常体征来鉴别诊断。

病毒性盘状角膜内皮炎有时会与FECD混淆，角膜后沉着物（KP）是鉴别诊断的要点。当急性水肿时，KP不易被观察到，经过抗病毒联合糖皮质激素抗炎治疗，水肿减轻后KP就可以看到。

没有水肿的赘疣可以在基质角膜炎出现，特别是在角膜深层血管下线性排列。

赘疣也可以在后部多形性角膜内皮细胞营养不良时出现，认真检查、密切随访，根据角膜的典型"双轨征"体征以共聚焦显微镜的图像可以做出鉴别。

角膜假性赘疣也可以在外伤、感染、炎症、角膜热成型术后出现，但这些赘疣是暂时的，潜在病因消除以后，赘疣也会逐渐消失。因此，密切随访和检查有助于鉴别诊断。

Chandler综合征是虹膜角膜内皮综合征的一种类型，内皮金属样的改变合并角膜水肿会与FECD赘疣相混淆，但此病多是单眼疾病，并伴有与FECD不同的眼前段改变，这些可以帮助鉴别。

三、治疗和预后

FECD在早期没有症状时无须治疗。当角膜没有水肿而需要进行白内障手术时，术前要注意对角膜内皮的检查，术中要注意角膜内皮功能失代偿早期接受治疗，以保护角膜内皮。FECD患者出现症状后，可以选择高渗剂等药物治疗，但一般是在患者自己对是否接受角膜移植手术持顾虑态度和等待角膜移植手术时的姑息治疗，不建议长期使用药物治疗，以免导致错过最佳手术时机，因为目前还没有药物可以延缓角膜营养不良的进展。随着角膜移植手术的革命性进步，FECD患者接受角膜移植手术，特别是角膜内皮移植手术可以获得很好的预后。

FECD早期无症状，不需要治疗。患者可能需要避免使用角膜接触镜，因为相对缺氧可能会加重角膜内皮的损伤。同样，这些患者如果有青光眼，最好不用表面碳酸酐酶抑制，因为这些制剂可能会引起不可逆的角膜水肿。

角膜失代偿的早期可局部应用高渗药物（如5%氯化钠滴眼液或20%葡萄糖注射液等）辅以抗炎、抗感染、局部用药。局部高渗制剂通过暂时增加角膜泪液层的渗透压而发挥作用。晨起后也可将吹风机放在距角膜一臂远的距离吹风，促进角膜脱水。另外，降低眼压也能减小静水压，静水压能推动液体向角膜移动，因此也能减少角膜水肿。当病情进展时，所有的药物保守治疗都不是特别有效。我们不建议长期使用高渗药物，以避免错过最佳的手术治疗时期。对于大泡性角膜病变患者，特别是反复发生角膜上皮糜烂的患者，配戴高透氧率的治疗性绷带式角膜接触镜，可以减少刺激症状和缓解疼痛。可以添加睫状肌麻痹剂来缓解睫状肌痉挛引起的不适。是否使用局部糖皮质激素治疗FECD患者的基质水肿还不明确。

眼科医生要重视预测有角膜滴状赘疣的患者是否有发生角膜内皮细胞失代偿的风险。应用角膜内皮镜进行角膜内皮细胞检查十分必要。角膜内皮细胞计数和角膜水肿之间只有间接的统计相关性。当内皮细胞密度在750～2 000/mm² 时，增加细胞代谢活动和增加泵数量和密度的补偿机制会阻止发生显著的角膜水肿。然而，当内皮细胞密度降低到500/mm²时，补偿机制失效，角膜发生水肿。美国眼科学会建议当内皮细胞密度小于1 000/mm² 时应当重视内眼手术造成角膜内皮细胞失代偿的风险。美国眼科学会建议的另一个方法是进行角膜厚度测量，当角膜厚度大于640μm时，白内障手术造成角膜内皮失代偿的风险增加。但角膜厚度在不同个体间存在较大差异，另一个有用的技巧是比较中周部和中央的角膜厚度，如果中央的角膜厚度大于中周部的角膜厚度，说明是有临床意义的角膜增厚。

因为本病早期常无症状，不少患者是在做老年性白内障手术，术前进行角膜内皮细胞检查时发现，临床上应注意与生理性黑区相鉴别。生理性黑区和病理性黑区的鉴别要点。

（1）生理性黑区多为单眼，病理性黑区为双眼。

（2）生理性黑区在某处偶然发现，多为单发；病理性黑区在同一患者的角膜内皮多个部位均可发现，为多发。

（3）临床上发现有生理性黑区者无角膜内皮细胞功能失代偿现象，而有病理性黑区者常表现为内皮细胞功能异常的临床征象。

对于FECD第一期或第二期有明显白内障的患者，如果角膜足够清亮到可以保持手术野清亮，那么可以单独进行白内障超声乳化。术前应与与患者充分交流，交代白内障手术后可能会出现角膜失代偿。但是如果没有发生失代偿，那么就可以延迟进行角膜移植手术。

多年来，角膜移植一直是使FECD患者恢复视力的唯一治疗方法。随着显微外科技术的改进和手术方式的革命性进步，对FECD患者进行手术干预的适应证已经放宽。

在过去，穿透性角膜移植是治疗FECD的主要手术方法。文献报道的FECD患者接受穿透性角膜移植的长期疗效存在差异，但植片存活和视力恢复的总体预后还比较令人满意。长期（至少随诊1年）植片透明率为61%～98%。FECD穿透性角膜移植术后的视力和圆锥角膜相似，在3个月时有50%的患者视力超过20/40。FECD角膜移植的终身预后还在观察中，因为存在着进行性的内皮细胞丧失，并且也没有健康的宿主角膜内皮细胞来源能使植片增生。植片排异是移植失败的主要原因，在接受穿透性角膜移植手术的FECD患者中发生率为5%～29%。早期发现和积极治疗排斥过程可以降低移植失败的概率。尽管FECD患者穿透性角膜移植的成功率相对较高，但术中"开窗"的风险，术后散光、缝线相关的问题，及眼球壁的构造强度永久性减弱，导致眼科医生往往会等到病情发展到晚期才进行穿透性角膜移植手术。而过去20年发展起来的角膜内皮移植手术克服了穿透性角膜移植手术的许多缺点，从而使FECD患者能够在早期接受手术治疗。目前，角膜内皮移植术是FECD手术治疗的首选方法。

角膜内皮移植手术选样性地去除病变的角膜内皮和后弹力层，植入角膜内皮植片，术后散光小、视力恢复快、排斥反应风险小。角膜内皮移移植术经历了从深板层角膜内皮移植术（DLEK）、剥离后弹力层的角膜内皮移植术（DSEK）、角膜后弹力层剥除联合自动角膜刀取材内皮移植术（DSAEK）、后弹力膜角膜内皮移植手术（DMEK）的发展。

从2005～2014年，美国穿透性角膜移植的比例由95%降至42%，而DSEAK则增长到50%。根据2016年美国眼科学会统计报告，DSAEK是美国最常用的角膜内皮移植手术，但自2011年以来，每年进行DMEK手术的数量逐年增加。

与DSAEK相比，DMEK的主要优点是更快的视力恢复、更好的最终视力和更低的排斥反应率（DMEK为1%，DSAEK为5%～14%），这可能有助于减少长期外用糖皮质激素的需要，从而降低类固醇诱导的眼压升高的发生率。虽然最近已经简化了DMEK手术的策略，但是由于在内皮植片展开和定位方面的挑战，DMEK最初的学习曲线仍然比DSAEK陡峭一些。此外，DMEK对前房和晶状体虹膜隔的完整性要求颇高，并不适合应用在所有的角膜失代偿患者中。尽管存在这些挑战，但角膜内皮移植手术已经彻底改变了我们治疗FECD的能力。

研究发现，ROCK酶抑制剂在体外可以促进角膜内皮细胞增殖，在体内可以促进角膜内皮细胞愈合，进而有研究应用ROCK抑制剂滴眼液治疗1例因FECD角膜内皮失代偿的患者，取得了令人鼓舞的结果。今后的研究将继续在培养内皮细胞联合ROCK抑制剂注入前房等方面深入展开。虽然角膜移植一直是FECD的唯一治疗方法，然而组织工程技术的进步，如细胞疗法和药物制剂，将为FECD患者提供更微创、更有效的治疗。

第五节　角膜内皮移植术

一、角膜内皮移植术适应证的选择

角膜内皮细胞不可再生，因此只要角膜内皮失代偿，最终都需手术治疗，理论上讲，只要是角膜内皮病变都可以进行角膜内皮移植，但在临床上却不尽相同。

（一）角膜内皮移植的适应证

角膜内皮病变根据其病因不同可分为先天性和后天性两种。先天性角膜内皮病变包括富克斯（Fuchs）角膜内皮营养不良、先天性遗传性角膜内皮营养不良（CHED）、后部多形性角膜营养不良（PPCD）等。后天性角膜内皮病变又称继发性角膜内皮病变，是角膜内皮移植的主要适应证。其主要致病原因是内眼手术、眼外伤和角膜内皮炎和眼内炎症等。

继发性角膜内皮病变在临床上不难诊断，这类患者多有外伤和内眼手术的病史，眼部检查角膜水肿伴角膜上皮水泡，角膜内皮镜检查不能看到正常角膜内皮细胞的形态和数量。这种角膜水肿应用任何药物均无法逆转，最终需角膜移植手术治疗。角膜内皮移植术的适应证见表1-1。

表1-1　角膜内皮移植术的适应证

先天性角膜内皮营养不良
先天性遗传性角膜内皮营养不良（CHED）
富克斯角膜内皮营养不良
后部多形性角膜内皮营养不良（PPCD）
内眼手术后的角膜内皮失代偿
白内障术后人工晶状体眼或无晶状体眼、有晶状体眼人工晶状体植入术后
青光眼滤过术后、青光眼引流阀植入术后等
角膜移植术后（穿透移植或内皮移植术后）
玻璃体切割术后
角膜内皮炎症导致角膜内皮失代偿
角膜内皮炎
虹膜角膜内皮综合征（ICE）
其他原因所致角膜内皮失代偿
内眼手术引起的后弹力膜脱离无法复位
后弹力膜皱缩无法展平或内皮细胞严重损伤估计复位后无功能
产钳伤
眼外伤

（二）角膜内皮移植手术的禁忌证

准分子激光上皮下角膜磨削（EK）手术的特点决定病例的选择要具备一定的条件。

如果患者的眼部条件影响角膜内皮移植手术的操作、术后的视力恢复及手术的成功率，就会成为手术选择的禁忌证或相对禁忌证（表1-2）。因此，术前的充分评估非常重要，不仅要根据患者的眼部条件及手术设备，还要根据术者的手术经验分析利弊。在患者评估时，下列因素要予以充分考虑。

（1）角膜内皮移植仅置换内皮细胞层，故理论上讲不适用于角膜基质浑浊的病例。但如果角膜浑浊或瘢痕区域不在视轴区，患者在角膜水肿发生前曾经有过较好的矫正视力，也可以考虑做EK手术，毕竟穿透角膜移植术后的视力恢复需要更长时间，同时还会出现与缝合相关的并发症及显著的不规则和规则散光。

（2）在EK手术中植片植入前房后需要有足够的空间展开和贴附，因此前房浅、虹膜广泛前粘连、虹膜无力等影响植片展开和贴附的患者，如ICE综合征等并不是EK手术的适合病例，但这些条件不能列为绝对禁忌证，对于经验丰富的术者仍然可以选择。

（3）因为角膜内皮植片没有任何缝线固定，仅靠大气泡支撑使植片与植床贴附，因此虹膜大范围缺损或无虹膜、玻璃体切割术后的水眼、青光眼引流阀植入术后及低眼压眼球痨的病例是引起术后植片脱位的高危病例，选择做EK手术时要格外小心。

表1-2　角膜内皮移植手术的禁忌证

中央区角膜基质浑浊，对术后视力恢复有严重影响
严重浅前房通过前房分离手术无法恢复深度，影响植片植入和展开
不能控制的青光眼
低眼压/接近眼球痨的眼球（低于5mmHg）
严重角膜水肿，术后角膜难以恢复透明
全身状况不能耐受手术
因身体原因术后不能平卧

（三）患者年龄的考虑

角膜内皮移植术并没有严格的年龄限制，但手术后体位的要求对患者的配合程度还是有一定约束的。与穿透性角膜移植相比，EK术后恢复更快，因此无论对于儿童还是老年人都具有更大的优势。虽然年龄和术后视力恢复之间有微弱的相关性，即年龄越小，术后视力恢复越好，但这并不影响老年患者选择EK手术。

对于老年患者而言，EK手术具有更大的优势，原因在于穿透角膜移植术后要经历漫长的恢复过程、频繁的拆线和术后随访，需要患者来到医院的次数增加，这为原本行动不便的老年人增加了额外负担。对于术后视力恢复而言，由于不规则散光的存在，在裸眼状态下很难达到理想的视力，很多患者最终需要配戴框架眼镜或硬性接触镜来矫正视力，这对老年人来说非常不方便，因此即使角膜有轻度的基质浑浊，角膜内皮移植术后会遗留一些上皮下或者基质的瘢痕，角膜内皮移植仍然比穿透角膜移植更受青睐。

对于儿童患者而言，为了达到更好的视觉效果，EK手术更应该作为优选术式。但儿童角膜内皮移植是很具有挑战性的手术，年龄越小，难度越大。因为儿童的眼球尚未发育成熟，眼部的组织结构、空间大小、免疫系统都与成人有很大的差异。儿童眼球壁软，眼部组织的韧性相对较低，因而术中前房容易塌陷。另外，儿童前房空间有限，玻璃体压力高，晶状体虹膜隔前移，是儿童内眼手术经常遇到的困难。因此，儿童进行EK手术需要考虑的一个重要因素是前房空间是否足够大，将角膜内皮植片安全植入前房并放置在合适的位置而又不触碰到虹膜和晶状体并不容易。儿童多为有晶状体眼，晶状体的保留对于他们今后的生活是非常重要的一件事，这样可以获得更好的远近视力，然而晶状体的保留会进一步增加手术的难度。儿童角膜内皮移植的另一个挑战是后弹力膜菲薄，剥离非常困难，因此在划开后弹力膜时力量要适度，否则一旦进入角膜后基质，将很难达到后弹力膜完整剥离。儿童术后的气泡管理更加困难的由于他们不能很好地配合平卧，一旦麻醉苏醒，就会躁动不安，这样前房内的气泡容易移位，甚至移到虹膜后，导致严重并发症的发生。因此，我们通常在患儿苏醒后尚未出手术室前给予水合氯醛灌肠，以保证手术后2～4h的睡眠状态，以保证其平稳度过植片贴附的关键期。儿童术后植片排斥的风险也比成人更高，因为儿童拥有更强大的免疫系统。然而，角膜内皮移植术相较于穿透性角膜移植术而言，发生排斥反应的风险更低，因而对于角膜内皮功能失代偿的年轻患者来说，角膜内皮移植术仍将是更好的选择。角膜内皮移植手术过程中只需要一个小切口，因而对于活泼好动的儿童来说更为安全。在我们医院接受角膜内皮移植手术的最小年龄是6个月，之前有报道2岁的孩子进行了角膜内皮移植术。

（四）各种原因角膜内皮病变手术适应证分析和选择

1.富克斯角膜内皮营养不良

这是角膜内皮移植手术的理想适应证。根据富克斯角膜内皮营养不良不同的临床分期，2、3期是角膜内皮移植手术的最佳时期，即角膜后大量赘疣严重影响视力，或角膜出现后弹力层皱褶、水肿，视力明显下降时。国外报道，患者视力在0.5～0.6时即可选择角膜内皮移植手术，因为水肿较轻时，术后早期即可恢复很好的视力。在中国，富克斯角膜内皮营养不良的适应证并没有放到如此之广，多半水肿比较严重时方来就诊。在疾病的晚期阶段，当角膜严重水肿，角膜厚度超过1 200μm，或出现角膜基质浑浊时则不是角膜内皮移植的理想状态时，要评估角膜基质层的厚度和水肿浑浊的程度，如果采用角膜内皮移植则需要很长的恢复时间，如果在水肿的同时伴有角膜基质的浑浊，可能需改行穿透性角膜移植。

2.后部多形性角膜营养不良（PPCD）

PPCD的早期不需要手术，当出现后弹力层皱褶和水肿时为手术的最佳时期。但PPCD通常在后期会出现房角的粘连，如果虹膜广泛前粘连，应明确粘连的范围和眼压的情况，以决定是否适宜角膜内皮移植手术。如果周边虹膜粘连小于180°，没有不可控制的眼压升高，在手术中分离粘连没有困难，可以行角膜内皮移植。如果粘连范围大于180°，且伴有前房变浅，应先行房角分离，前房成形手术，待炎症消退，前房稳定后再行角膜内皮移植术。

3.先天性遗传性角膜内皮营养不良

先天性遗传性角膜内皮营养不良是出生后即存在的角膜异常，将严重影响患儿的视力，手术时期的选择将决定术后的视力，因此在明确诊断后要尽早手术，手术越早越有可能获得理想视力。患儿的手术时机要根据患儿全身的发育情况、全身麻醉耐受能力、眼部结构等决定。但如果水肿过重，角膜厚度超过并伴有基质浑浊者，需要改为穿透移植。本中心通过对不同年龄段的患者手术治疗的结果分析看，小于1岁的患儿手术后视力恢复好，年龄越大则视力恢复越差，考虑到儿童生存周期长，在选择供体时应考虑选择年轻供体，儿童供体最为适宜。虽然儿童前房浅，但在手术中还是应该保留晶状体，以期术后可以获得更好的远近视力，因此对于儿童手术应由有经验的医生完成。

4.白内障、人工晶状体术后的大泡性角膜病变

随着白内障手术及有晶状体眼人工晶状体植入手术的广泛开展，白内障、人工晶状体术后的大泡性角膜病变已经成为角膜内皮移植手术最大的适应证。这些病例包括白内障术后的人工晶状体眼、无晶状体眼及屈光性人工晶状体植入术后（ICL）的大泡性角膜病变。这些患者眼前节的结构将直接影响角膜内皮移植手术的操作和术后效果。这些影响因素包括人工晶状体的位置、虹膜的弹性和完整性、瞳孔的大小和后囊膜的完整性。这些因素将决定前房注入的消毒空气能否稳定地保持在前房内起到支撑植片的作用，否则将可能导致植片脱位。对于瞳孔和虹膜正常、后囊膜完整、人工晶状体位正的患者，因为晶状体摘除后加深了前房的深度，如果角膜水肿不重，应该是角膜内皮移植最理想的手术适应证，术后效果好，并发症发生率也低。然而对于晶状体虹膜隔不完整的患者，无论是手术的难度还是术后并发症的发生率都将增加。另外，角膜水肿的程度将决定术后的效果，术前角膜厚度在 $800\mu m$ 以下者术后恢复快、视力恢复好；角膜厚度为 $800\sim1\,000\mu m$ 者术后角膜水肿恢复慢，视力恢复时间长，如果伴有角膜基质浑浊者更加影响视力的恢复。因此，对于角膜厚度超过 $1\,000\mu m$ 者要酌情考虑是否适合行角膜内皮移植。部分患者长期角膜水肿会导致角膜上皮的纤维化和上皮层增厚，因此在评估角膜厚度时要看角膜基质层的厚度。对于前房型人工晶状体或 ICL 植入术后的患者，术前要明确人工晶状体袢的位置与角膜和房角的关系，临床经常看到部分病例人工晶状体袢嵌入角膜或虹膜组织中，手术时应尽量将前房的人工晶状体取出，以增加术中前房的深度。

5.玻璃体切割术后的大泡性角膜病变

玻璃体切割术后的角膜内皮失代偿并不是角膜内皮移植理想的适应证，因缺乏正常玻璃体的支撑，而由水性物质替代充填玻璃体腔，常称为"水眼"。很多患者无晶状体、后囊破损、虹膜缺失即晶状体虹膜隔不完整，使前房和玻璃体腔融为一体，临床俗称"一腔眼"。多次手术后，眼球壁僵硬，失去弹性，闭合性差，这种异常的解剖结构和眼部特点决定只要眼球壁有切口，就会出现液体外流和渗漏、眼球容易塌陷，手术难度非常大，术后并发症发生率高。手术后的低眼压是玻璃体切割眼的最常见并发症，也是术后早期植片脱位的主要原因。

6.青光眼术后的大泡性角膜病变

青光眼患者长期眼压波动和多次抗青光眼手术是导致角膜失代偿的主要原因，此类患者在手术前一定要明确眼压是否稳定，需在眼压平稳1个月以上方可进行角膜内皮移植手术。术后激素等药物的应用有增加眼压的风险，因此在手术前应评估眼压和眼底情况。另外，抗青光眼术后的患者在角膜缘的位置会有瘢痕、滤过泡、青光眼引流阀管道通路等，因此在手术前一定要明确功能性滤过泡的位置，在制备角膜内皮移植的切口时要避开原来青光眼手术切口的位置，防止术后渗漏和对滤过泡的破坏。青光眼引流阀植入术后的患者应注意引流管在前房内的位置，如果过长或方向接近角膜内皮，需要手术前或手术中一并处理，以避免对角膜内皮植片的影响。另外，前房深度也是影响手术操作和术后效果的因素，如果前房深度小于 2mm，尤其周边前房浅，将严重影响手术的效果，非角膜内皮移植

的理想适应证，可考虑行穿透性角膜移植。青光眼引流阀植入术后的患者角膜内皮细胞的丢失要明显高于正常人和其他抗青光眼手术的患者。早在20世纪90年代，Chihara等的研究就已经发现，新生血管性青光眼患者seton手术（Whitepumpshunt植入术）术后6个月时，患者的角膜内皮丢失率显著高于小梁切除术后值（$P<0.0005$）。Koo等的研究显示，Ahmed青光眼阀（AGV）植入2年后，AGV组的角膜内皮细胞数量下降显著低于对照组。Lee等的研究也显示，AGV植入后患者角膜内皮细胞平均丢失率在1年随访时为15.3%，在2年随访时为18.6%。Kim等的研究显示，AGV植入组的中央内皮细胞密度在6个月和12个月随访时与基线相比显著下降（分别为$P<0.001$和$P<0.005$），且术后6个月内皮细胞密度平均下降率为9.4%，12个月为12.3%。青光眼引流阀植入的位置对角膜内皮细胞的影响有很大的差异。Chihara等追踪了AGV导管睫状体平坦部植入术后的角膜内皮损害，发现该术式下角膜内皮数量丢失率低（6.5%±8.5%），角膜形态变化也较小。此前，Witmer等的工作已经证实了睫状体平坦部在控制眼压方面的优越性。因而睫状体平坦部植入导管是一个减轻角膜内皮损伤的可选方式。在无晶状体或人工晶状体的儿童难治性青光眼方面，Banitt等发现，睫状体平坦部植入导管可有效降低导管-角膜接触，但眼后节并发症的发生率有可能会稍高于前房植入。

对人工晶状体眼的患者来说，引流阀的后房植入也是一个安全有效的替代方法。Tello等认为，引流阀后房植入不仅能减少前房植入的不良效应、减少内皮损伤，与睫状体平坦部植入相比，还能避免平坦部植入时玻璃体切除带来的并发症。

Tan等发现，跨虹膜植入的导管与在前房游离的导管相比，在术后2年的检查中更为稳定，导管末端向角膜内皮移动的距离显著低于前房游离组。因而利用原有边缘虹膜切除术的缺口或在术中人工制造缺口将导管穿过虹膜裂口，对前房浅或周边虹膜前凸的患者而言是一种极佳的替代选择。因此，在行角膜内皮移植手术前，应该将引流管的位置调整好，以免术后对角膜内皮植片造成影响。

7.角膜移植术后的内皮失代偿

角膜移植术后的内皮失代偿包括穿透移植和角膜内皮移植术后的内皮细胞失功能。角膜内皮移植术失败的患者，如果角膜为单纯的水肿且无浑浊，可以再次行角膜内皮移植手术。但穿透性角膜移植失败的患者能否行角膜内皮移植需要术前评估。对于穿透性角膜移植术后既往矫正视力好，角膜水肿但不浑浊的患者需要检查角膜地形图以明确角膜前曲率的情况，检查前节OCT以明确角膜后表面是否光滑、有无植片和植床对合处的凸起影响内皮植片的贴附，上述情况得到满足时可考虑角膜内皮移植。对于眼表条件差，角膜缘新生血管多的患者再次穿透移植排斥反应的发生率会成倍增加，同时需要漫长的角膜植片与植床的再愈合过程，因此PK术后的角膜内皮失代偿患者，EK手术是一个很好的选择。

8.外伤后伴有角膜瘢痕的大泡性角膜病变

角膜穿透伤后的大泡性角膜病变都会留有不同程度的角膜瘢痕，如果角膜瘢痕没有位于视轴区或角膜地形图视轴区的曲率变化不大或患者在角膜内皮失代偿前曾有过较好的视力，且角膜内皮面较光滑，不影响植片贴附的患者都可以考虑角膜内皮移植手术。因为角膜的瘢痕使这个部位的角膜后弹力膜粘连特别紧，用常规的方法很难剥离，需小心处理。很多外伤患者无晶状体，虹膜不完整（晶状体虹膜隔缺乏），虹膜前后粘连及房角粘连，部分角膜浑浊。这类患者术前评估非常重要，要判断是否适宜做角膜内皮移植。对于眼前节不完整的患者会增加术后并发症的风险。

9.虹膜角膜内皮综合征（ICE综合征）

当患者出现角膜内皮失代偿及持续性角膜水肿时，角膜移植是唯一可有效缓解症状并改善视力的治疗方法。由于ICE综合征患者常并发严重的虹膜前粘连及由此引起的青光眼，且多数患者在接受角膜移植手术前接受过小梁切除术或引流阀植入术等抗青光眼手术，对患有ICE综合征的患者实施角膜移植手术难度较大。同时，由于该疾病临床发病率相对较低，目前只有少数系列病例研究对ICE综合征患者穿透性角膜移植的临床效果进行了报道。目前，有关ICE综合征患者穿透性角膜移植的临床研究累计报道了63例患者手术后的植片存活情况，其结果显示，在4.6年的平均随访时间内，约33%的植片最终失活。同时，由于ICE综合征患者眼部情况的复杂性（长期存在的炎症状态、眼压失控、进展性的虹膜前粘连等），其排斥反应发生率高达30%。随着内皮移植手术技术的逐渐成熟，针对ICE综合征患者的角膜内皮移植手术及其临床效果的报道逐渐出现，其中系列病例研究的病例数有3～12例不等。由于角膜内皮移植术仅移植角膜内皮层，且避免了手术过程中与穿透性角膜移植相关的手术风险，该手术方式在ICE综合征患者等晶状体虹膜隔结构不完整的病例中具有一定优势。然而，由于涉及内皮植片在前房内的植入与展开、贴附，其对手术操作也提出了更高的要求。根据国内外学者的文献报道及我院眼科开展ICE综合征患者角膜内皮移植的手术经验，患者眼部广泛虹膜前粘连导致的浅前房是术中植片植入和展开困难的主要原因。由于术中植片植入操作难度增大、操作时间延长，术源性内皮细胞损失明显大于富克斯角膜内皮营养不良等低危病例，因此后期内皮细胞失代偿的风险也随之大大增加。与此同时，虹膜破洞及抗青滤过术滤过内口或引流管口的存在也使前房内难以形成可以拖顶内皮植片的有效气泡，术后早期需警惕内皮植片脱位的发生。ICE综合征患者接受角膜内皮移植术后的短期效果比较乐观。随着角膜水肿的缓解，患者视力逐渐恢复，至3～6个月时可较稳定。然而，与其他常规内皮移植术后植片生存情况比较，ICE综合征患者角膜内皮植片的平均生存时间明显降低。目前，有关ICE综合征患者角膜内皮移植术后效果的临床研究显示，植片的平均生存期为19个月至4.7年，均远远低于常规角膜内皮移植术后植片的平均生存时间。根据我院眼科的临床诊疗情况，患者接受手术后的植片平均生存时间约为2年，术后高眼压、植片脱位或接受抗青光眼手术是植片失代偿的高危因素。ICE综合征患者周边虹膜和房角广泛粘连、虹膜萎缩、前房变浅，因此在手术中前房非常不稳定，虹膜无力，手术中虹膜向上漂浮，容易夹在植片与植床之间，因此前房浅植片植入和展开过程均会有一定的困难，也增加了植片内皮细胞损伤和丢失的可能，前房注气时气泡容易到虹膜后，导致一系列并发症，因此ICE综合征是术中和术后很难管理的病例。在本中心中，ICE综合征患者术后角膜内皮细胞丢失的速度快，眼压很难控制，因此预后不好。ICE综合征患者既往是角膜内皮移植手术的禁忌证，目前也是相对适应证。

10.病毒性角膜内皮炎所致的角膜内皮失代偿

既往反复发作的角膜内皮炎和虹膜睫状体炎等所致的角膜内皮失代偿，病因并不明确。但现在越来越多的证据表明，这些患者很多与病毒感染有关。我院所做的不明原因眼前节炎症而致的角膜内皮失代偿的患者经房水检测，病毒的阳性率很高。因此，目前将这类患者归类为病毒性角膜内皮炎所致的角膜内皮失代偿。这些患者如果手术前没有经过系统的抗病毒治疗，手术后非常容易因病毒的再次发作而导致植片水肿，甚至在手术的早期就出现植片的水肿。因此，建议有条件的医院应该术中对房水和病变的后弹力膜进行病毒检查，明确有无病毒的感染，同时术前、术中或术后给予抗病毒药物。此类患者大部分伴有虹膜萎缩，虹膜基质变薄、弹性差，因虹膜无力，手术中容易形成虹膜在水流的冲击下上下漂浮，影响植片的植入，更难以在前房内形成稳定的气泡，术后发生气泡移到虹膜后和瞳孔阻滞性青光眼的概率高。

二、常用的角膜内皮移植术

角膜内皮植片的植入方法有很多，每种植入方法的特点、利弊分析，下面进行系统的介绍。

（一）板层角膜瓣下后板层角膜移植术（PLK）

该术式的名称尚未统一，1998年Jones等将其命名为内皮板层角膜移植术（ELK），Busin等命名它为角膜内皮移植术（EK），Azar等命名为后板层角膜移植术（PLK）。

手术方式：利用自动角膜刀制作一个厚度为160～230μm、直径9.5～10.0mm的前板层瓣，下方有蒂连接，将前角膜板层瓣掀开后暴露后部角膜基质，用7mm左右的环钻，钻取中央部的后板层，用同样的方法制备供体的后板层角膜植片，植片直径约为7.25mm，将后板层植片用10-0的尼龙线间断缝合于植床后，再将前板层瓣复位并用10-0尼龙线将前板层瓣对位缝合。

效果评价：早期报道的术后最佳矫正视力为0.25～0.8，术后散光为1.25～8.0D。但相继的临床报道认为，由于高度不规则散光，最佳矫正视力只达到了0.1。Silk等观察的14例患者，43%的视力低于0.2，50%的视力低于术前。Azar曾经报道了1例患者术后散光超过16D，而且由于界面浑浊，2年后的最佳矫正视力仅为0.1。此种术式虽然保留了受体的角膜上皮，减少了植片与表层血管的接触，缩短了术后恢复的时间，但由于需要内皮植片及角膜瓣复位后的双重缝合，术后存在双前房及缝线相关的并发症及严重的层间浑浊；同时也存在由制作角膜瓣引起的并发症，如上皮植入、角膜溶解等风险。此手术的设计虽然是角膜内皮移植的范畴，但仍属于开放性手术，术中仍有眼内容物脱出和脉络膜出血的风险，因此，此种手术方式在临床上已经被淘汰。

（二）后板层角膜内皮移植术（DLEK）

2001年Terry和Ousley对角膜内皮移植手术进行了重大的改进，将此类手术改为角膜缘切口，并命名为深板层角膜内皮移植术。根据植入方法的不同，角膜缘的切口也有很大的差异。开始时角膜内皮植片无折叠，所以角膜缘的切口大小约为9mm。2002年，Melles对该术式进行了改良，将角膜内皮植片折叠后再植入，这样切口可以缩小至5mm，植入到前房后再将其展开。待飞秒激光应用于角膜移植后，这一术式变得更加精准，操作变得更加简单，副损伤进一步减少。DLEK手术操作难度大、损伤大，界面浑浊影响术后视力，因此现阶段此术式并非角膜内皮移植的主流术式，目前此术式适用于角膜后基质浑浊的病例。

1.植床的制备

在角膜表面用直径7.5～8.5mm的环钻打一浅印，作为去除后板层的标记。从上方角膜缘外1mm处做切口，长为5～9mm，深至2/3～3/4角膜厚度，用角膜层间分离器或隧道刀进行板层分离，至标记环外1mm处。前房内注入黏弹剂，层间伸入角膜内皮剪，沿表面角膜标记线全周剪下后板层角膜基质和内皮层。将剩余黏弹剂清理干净。

飞秒激光制备植床：飞秒激光的应用使后板层移植手术变得更加精准，术前准确测量角膜病变的深度和范围，根据病变的大小设定激光切割的深度和直径，将病变的角膜全部切除。飞秒激光的应用使手术的精准度更高，角膜层间的界面更加光滑，使术后视力得到更好的恢复。

2.供体植片的制备

一般采用手工制备或飞秒激光的方法。将直径18mm的角巩膜植片的内皮面涂少许黏弹剂后置放在人工前房并密封固定，人工前房内用BSS充盈压力至30～40mmHg，在角膜缘做一小切口，深度400～450μm，然后水平剖切，分离范围达全周角膜缘，取下制备好的角膜片，内皮面向上放置在负压环钻上，用与植床相同直径的环钻钻取基质内皮片，在植片中央滴少许黏弹剂保护。飞秒激光制备植片，根据切除病变的情况，植片与植床的厚度和直径保持等大。飞秒激光取材的精准度更高，吻合度更好。

3.移植过程

角膜缘5～8mm的切口，切口的大小与植入器的大小相一致，将植片放在植入器的托板上，内皮面向下送入前房。小切口时将植片折叠，供体内皮面向内，或用托板或用植入镊夹住植片从角巩膜缘切口将植片送入前房。缝合关闭切口，注入平衡盐溶液（BSS）加深前房，大部分情况植片会自然展开，无法自然展开者可以用器械协助展开植片，调正植片的位置，使植床与植片边缘对合良好，之后向前房注入消毒空气，使植片与植床贴合。因植床有一凹槽存在，植片刚好放入到凹槽内，术后发生脱位的风险要低于角膜后弹力层剥除自动角膜刀取材内皮移植术（DSAEK）。

（三）角膜后弹力层剥除内皮移植术（DSEK）和角膜后弹力层剥除自动角膜刀取材内皮移植术（DSAEK）

DSAEK是目前的主流术式。该术式与DLEK的区别在于制备植床时，只是去除受体角膜的后弹力层和内皮层，不仅保持了其后基质结构的完整性，还使得植床面是光滑的，有利于植片与植床层间的愈合，避免界面瘢痕的产生，而且使手术操作更简便。DSEK和DSAEK的区别在于供体角膜的取材是应用手工取材还是机器取材。DSAEK利用微型角膜刀制作供体植片，可以保证植片基质面的光滑度，操作更加简单和准确。正是由于DSAEK的开展和眼库前期对供体角膜预切割，减轻了角膜医生的负担，使角膜内皮移植手术在美国得到广泛的开展和推广。

1.切口的制备

DSAEK手术的切口一般有1个主切口，2～3个侧切口，侧切口的多少和选择的方位依据术者的习惯、植片植入方法的不同存在差异。一般在角膜上皮标记好之后制备切口。主切口的位置通常选择在上方或偏颞侧，利于手术的操作。如果手术同时想矫正散光，还可沿散光轴做切口。对于一些复杂和特殊病例，尤其既往曾有过手术史的患者，手术切口要精心设计。如青光眼小梁切除术后、青光眼引流阀植入术后，一般上方角膜缘部位均有瘢痕或滤过泡，制备切口时一定要避开。玻璃体切割术后、眼外伤的患者，巩膜壁多有创口和瘢痕，要选择巩膜球壁条件好的部位制备切口，否则均会出现切口渗漏和闭合困难，术后增加植片脱位的风险。切口的大小及类型因术者的习惯和植入方法不同而异，3～5mm不等。切口部位可定位在巩膜、角膜缘或透明角膜。巩膜切口的优势为术中前房稳定性好、术后切口渗漏风险更小、角膜散光更小。不足之处在于结膜切口及止血需要更多时间，在植片植入时增加了供体角膜内皮损伤的风险。透明角膜及角膜缘切口的优势包括制备和闭合切口更加简单、植片内皮细胞损伤的可能性小。与巩膜隧道切口相比，透明角膜及角膜缘切口造成的角膜散光更大，另外，如果做透明角膜及角膜缘切口时主切口隧道长度不宜过长，否则隧道的内口会延伸至近中央区的角膜，影响植片的位置和贴附。然而更短的隧道将会增加术中前房塌陷或虹膜脱出的风险。亚洲人角膜小，前房浅，如果选择透明角膜切口，切口的内口处会进入到更多的透明角膜区，这样会严重影响植片的贴附和居中，因此亚裔眼尽量选择角膜缘的切口。侧切口做1～3个类似常规白内障手术的穿刺切口，第一个侧切口一般选择在9～10点方位，便于右手操作；如果是左手操作者，可选择在2～3点方位，可用角巩膜穿刺刀或做玻璃体切割20G的矛型穿刺刀做侧切口。做侧切口的位置同主切口一样的原则，尽量选择靠周边，以便减少在后续手术过程中插入灌注管或针头时对植片的接触或植片脱位的机会。也有一些术者更倾向于把穿刺口建立在近透明角膜的位置，当内皮植片在合适位置时可以覆盖穿刺口，降低切口漏的风险。

2.角膜后弹力层剥除

对于病变的角膜后弹力膜是否剥除存在不同的观点，有些术者喜欢剥除后弹力膜，认为后弹力膜的保留会影响术后的视力并影响植片的贴附。有些术者不建议剥离后弹力膜而直接植入内皮植片，认为保留后弹力膜减少了手术步骤，使手术变得更加简单。对此各学者观点不一。我们认为，针对不同病因的患者还是要区别对待。根据以往的经验，继发性的角膜内皮功能障碍可保留角膜后弹力膜，如白内障手术、前房人工晶状体等内眼手术后的角膜内皮失代偿，病变是由于机械性角膜内皮细胞的损伤所致，这样的患者可以保留后弹力层。然而对于先天性角膜病变，如先天性角膜内皮营养不良，包括富克斯角膜内皮营养不良、后部多形性角膜内皮营养不良、先天性角膜内皮营养不良或病毒性角膜内皮炎等原因所致的角膜内皮失代偿者，患者的后弹力层的组织病理和电镜结果均已经证实后弹力膜有增厚和特殊病变存在，保留后弹力膜会增加术后复发的机会，也会影响视力的提高，这样的患者就应该剥除后弹力膜。

在剥除后弹力层前要根据角膜的水肿状态决定是否剥除角膜上皮层。角膜水肿严重者用虹膜恢复器或角巩膜穿刺刀将水肿和纤维化的角膜上皮刮除，同时用高渗剂脱水，提高角膜的透明度。根据角膜的大小用直径7.5～9.0mm的标记环在角膜中央压出印痕，用标记笔标记印痕，角膜后弹力膜的剥除范围的原则是保留周边角膜1.5mm的后弹力膜区域为宜。前房内通过注入黏弹剂、水灌注或者消毒空气支撑的条件下用Sinskey或Price钩，即钝头的反向剥离钩沿着角膜上皮的定位环线，在上皮定位线内1～2mm进行划线或刻切内皮/后弹力层。在划开后弹力膜时，要轻微施压，不要撕裂或破坏角膜基质纤维。留有1～2mm后弹力膜边缘的目的是为后期的内皮细胞爬行提供更好的附着界面。如果后弹力膜撕除范围过大，外周后弹力层的缺损区难以被供体内皮细胞覆盖，之后慢性上皮微囊泡或大泡性水肿都将会在此区域发生。随着时间的推移，供体内皮可能向细胞内皮/后弹力层的区域迁移，这会导致内皮细胞的多形变和内皮细胞数量的减少。另外，后弹力膜全部剥除到达房角区域，可导致周边虹膜前粘连，增加术后青光眼的发生概率和植片与虹膜粘连的机会。对于瞳孔的散缩问题意见也不一致，一部分术者倾向于散瞳，从而避免术后气泡造成的瞳孔阻滞；另一部分术者则更偏好于缩瞳，并在组织植入之前注入缩瞳剂，从而减少眼内晶状体与供体内皮接触、人工晶状体脱位或诱发白内障的风险。较小的瞳孔也可以减少后续步骤气体后向流动的机会。缩瞳技术应联合虹膜周切以减少瞳孔阻滞的风险。一旦完成了内皮/后弹力层复合体360°的刻划，用宽的反向剥离钩将划开的后弹力层从后基质表面完整剥下，然后可以移除病变的后弹力膜。这一步骤可以用相同的剥离器、剥离镊或灌注/抽吸手柄进行。

为了降低术后植片脱位的风险，一些术者喜欢在后弹力膜剥除后在旁中央区即中央光学区4mm外的范围用宽的剥离钩将后基质刮粗糙，以增加植片和植床间的摩擦力，避免植片脱位。

3.植片植入

植入过程是角膜内皮移植非常重要的环节。从角膜内皮移植手术问世以来，植入方法的改进一刻都没有停止过，从植入板到植入镊再到植入器等，其目的是使手术变得更加简单、方便，对植片内皮细胞的损伤更小。在植片植入前要彻底清除前房内的黏弹剂，避免植片和植床间有黏弹剂残留，影响植片的贴附，这是非常重要的一个环节。有些医生尤其是初学者为了保证植片的顺利植入，喜欢在保留黏弹剂的情况下植入植片，然后将黏弹剂吸出。这种做法有几个问题：一是植片已经在前房内，此时前房内的任何操作，包括灌洗和抽吸都会损伤内皮细胞，增加内皮细胞的丢失；二是难以保证层间的黏弹剂全部吸除干净，一旦残留，将增加植片脱位的机会，同时在植片和植床间还会有一层灰白色的浑浊界面，影响术后的视力；三是前房内的黏弹剂残留会导致术后的高眼压，而术后的反复前房放液等操作也增加了内皮损伤的风险。因此，在植片植入前，前房内黏弹剂的彻底吸出是非常重要的步骤。

（1）植入镊：植入镊是早期应用的方法。将角膜内皮植片内皮面向内折叠，然后用镊子夹在角膜基质面，如同人工晶状体镊子植入的方法一样，从主切口将植片植入到前房。这种植片的折叠镊并非普通的植入镊，应选用非对称DSEK镊，这种特殊镊子的设计是镊子的前端呈一小圆形平面，镊子的顶端会以2个界面对合而非尖锐的头部，另外，镊子头下面的体部对合时呈弧形中空的状态，这样在夹取植片时只有一个顶端的小平面接触植片的基质部，镊子的其他部位对植片没有挤压，因此，不同于普通人工晶状体植入镊。普通镊子对植片挤压大、内皮损伤多。另外，植片的折叠也有一定的技巧，50：50对称折叠在前房内植片不宜展开，尤其是前房浅的亚裔眼，植片展平更加困难，对内皮细胞影响非常大。因此，临床多采用非对称折叠的方式，即60：40折叠基质面向上、朝外，植片内皮面朝下、朝内，经扩大的切口植入到前房，在植片植入的过程中保持水灌注充盈前房，不对称折叠的植片一般在水流的冲击下多可自然展开，这样就减少了内皮细胞的丢失。在植入过程中前房内水流灌注的控制非常重要，水流太小，前房过浅，容易塌陷，植片植入过程中会与眼内组织产生摩擦，既增加了内皮细胞的损伤，又会损伤虹膜或者晶状体（对于有晶状体眼），也容易导致人工晶状体偏位。但如果水流过大，在撬开切口植片尚未植入前就会出现虹膜脱出，影响植片的植入。另外，在植片植入前房后如果水流大，高眼压会导致植片从眼内弹出。这种方法对角膜内皮的损伤较大，目前应用较少。

提示：应用非压缩镊和60∶40 taco倒转皱褶技术通过5mm角膜缘切口行植片植入。注意镊子在植入过程中不能相互碰触，以免造成植片内皮的挤压伤。

（2）植入板：鉴于传统植片折叠和镊子夹取损伤内皮细胞等诸多问题，其他植入技术得以发明。Rosenwasser植入铲是植入的另一种方法。将黏弹剂保护下的内皮植片采用内皮面向下平铺或折叠的方法放置在植入铲上面，随后经扩大的切口将植片植入前房。植入前房的辅助措施有以下几种。待植入板放入切口内后从植片的后部用镊子或虹膜恢复器推移基质面将其推入前房。这种方法仍有增加内皮损伤的风险，因此人们又发明了缝线牵引的方法。缝线牵拉技术被一些医生应用的目的是减少由于植入镊引发的角膜内皮损伤。这一技术是在植片末端缝合一针牵拉线，之前植片的内皮面被黏弹剂保护。在主切口对面做一侧切口，通过此切口用镊子或剥离钩将牵引线拉出。在植入时内皮面朝下，通过牵拉缝线将植片拉过切口，使其进入眼内，一旦植片放入眼内，缝线就应剪断并经穿刺口从前房内移除。这项技术避免了植片的折叠和损伤，并且特别适用于前房狭窄或虹膜松弛综合征引起的虹膜过度脱垂的情况，而在这些情况下，镊子植入技术是难以处理的。

（3）植入器：上述两种植入方法均在植片开放的情况下植入，对角膜内皮的保护不够，内皮损伤的风险大，因此许多其他内皮植片的植入器得以快速发展。供体植入器作为一个进入前房的平台，使植片以正确的方向被拉入前房而不需要被折叠。例如Businglide（Moria，Anthony，France）是目前应用最多的植入器。供体植入器建立在人工晶状体植入器的概念上，将植片卷曲放入植入器内并将供体推注或拉入前房。

1）Businglide：是一种可重复利用的漏斗型金属仪器，是对镊子折叠技术和植入板滑行技术的有效结合和改良。其方法是将制备好的植片内皮面朝上放置在植入器的平坦部，并在内皮表面放少量黏弹剂，以在植入过程中起保护作用。用显微镊将植片拉至植入器的漏斗状开口时，植片将自行内皮朝里卷曲起来。然后将植入器翻转，将其放置在上方3.5mm的主切口前缘，显微鸭嘴镊通过一个对侧的穿刺口进入前房，抓住植片，并将其拉入前房，使植片在正确的方向自行展开。因植片在植入器内呈盘绕状态，可避免内皮的接触，植入器不需要上下翻转就能控制植片。在植片植入的过程中，前房内放置一灌注管，通过持续灌注BSS维持前房的深度，保持前房的充盈状态，但是前房灌注所致的压力可能导致虹膜通过开放的角膜切口脱出，甚至使植片从眼内或Businglide植入器中逐出。在这种情况下，对应的措施是可以简单地将Businglide和卷曲的植片刚好放置在切口外，用显微镊从对侧的侧切口穿过前房并从角膜主切口穿出，抓住植片，然后将植片从角膜切口拉入前房。这一做法的唯一不足就是植片在通过角膜切口时仍处于相对不受保护的状态。植入器联合镊子牵拉的方法对内皮的损伤明显减小，但对于前房浅、晶状体虹膜隔不完整、玻璃体切割后的"水眼"患者在镊子穿入并从主切口穿出夹取植片的过程中很容易出现虹膜脱出、眼压骤降、眼球塌陷等风险，容易引发严重并发症，因此我们对植入器植入的方法又加以改进，即缝线引导的方法。

2）Businglide植入器＋缝线牵拉法：将植片放置到植入器内的操作与前相同。当植片已经装置在Businglide植入器内后，在植入器的前端植片的顶部基质面穿过1根10-0尼龙线，不打结，线尾部要留足够长，缝针剪断后将两端的线头对合到一块，打结成环襻，然后将缝线的尾部线环从主切口送入前房，从对侧侧切口用剥离钩或镊子将缝线拉出。在水灌注的条件下将植入器放入主切口内，然后拉动缝线，将植片拉入到前房，此项技术对前房的影响很小，不会发生虹膜脱出和前房突然塌陷的意外，因此对于眼前节结构异常，尤其是有晶状体眼有很大的优势。这种方法成本低，方法简单，易于掌握。在植片植入过程中前房的波动小，特别适合前房浅、晶状体虹膜隔不完整、有晶状体眼和玻璃体切割术后等眼内结构不正常的患者。因此，目前此方法已经成为我国DSAEK手术的主流植入方法。

3）改良Businglide植入器：最近人们越来越倾向在DSAEK中使用更薄的植片，这种转变源于移植更薄的植片会带来与DMEK类似的视觉结果，同时保留了DSAEK手术的优势，超越了更具挑战性的DMEK手术，称为"超薄DSAEK"。为了方便这些更薄的植片的植入，改良Businglide得以开发。与传统Businglide相比，它增加了一个侧平台和一个更小的漏斗。这个平台被用来获取在器皿中漂浮在BSS上的薄植片，然后通过3mm的角膜切口，使用牵引技术将植片传递进入前房。改良滑行器的漏斗在传递过程中被植入切口，因此通过前房灌注的使用，防止了角膜切口对植片造成的挤压。需要注意的是超薄植片有形成皱褶的倾向，并且更难调整到合适位置，这可能会导致额外的内皮细胞损伤。

4.植片展平、居中、前房注气

一旦植片进入眼内，封闭切口是首要的步骤。根据切口的大小，用10-0尼龙线缝合2~4针。切口较小时可以选择不予缝合。很多研究表明，越小的切口可导致越多的内皮损伤，因此在决定切口尺寸时，必须进行权衡。如果前房浅，为了减少虹膜与角膜内皮接触的风险，应在缝线关闭切口之前通过主切口注入少量BSS。在切口闭合前应谨慎向前房内注入液体，因为过度的灌注可导致植片从切口逐出或快速翻转至内皮面朝上。

（1）植片展开：切口闭合后，需要确定植片的展开情况，大部分植片植入过程中在水流的冲击下会自动展开，无须特殊操作。如果植片展开不满意，可以通过在角膜表面轻压和敲打植片卷曲的位置，使其展开。如果仍然不能奏效，可以通过穿刺口注入BSS或气体来完成整个展开过程。BSS可以更安全地完成最初的展开，因为气体可能推动植片聚集，并使植片上下翻转。在前房极浅或薄植片的情况下，展开可能是困难的。注入气泡时应特别注意注入不能太快，以防止植片翻转，要在植片卷曲部之间缓慢注入少许气泡来使其展开。如果仍然不能展开植片，需要用2个反向Sinskey钩从2个对称的穿刺口轻柔地钩住植片边缘，可以机械地将其展开。应尽可能避免钩子的多次使用，因为在钩子接触内皮的地方都会产生内皮损伤。对于特殊病例有时机械展开也是必要的，因为它可以减少多次尝试展开植片过程中对组织的操作。

（2）植片居中：在植片展开之后，大多数植片并没有居于中央的位置。为了使植片居中，首先需要用注射黏弹剂钝针头在角膜表面轻柔扫动，间接推压植片移位到中央的位置，扫动的方向是从偏位点向中心方向扫动，反复多次（从预想的植片运动的相反方向开始，沿预想的运动方向推赶）。注意在扫动之前前房内不能充满太多的气体，因为过多的气体挤压会阻碍植片的滑动。应用这种方法可以避免对角膜内皮细胞的损伤。如果上述方法不能奏效，就需要机械拖拉的方法，通过侧切口用反向Sinskey钩钩住植片的边缘，将其拖到中央区。后一种方法尽量少用，因为器械接触的位置会有内皮的损伤，另外，器械可能将上皮细胞或微生物带到植片植床层间，造成上皮植入或感染性交界性角膜炎。

（3）前房注气：一旦植片被放置居中且内皮面朝下，更多的气体将被注入到植片下方，以充满前房，使植片与植床形成良好的贴附关系。这一步骤通常用黏弹剂的钝针头从侧切口进针至植片下方的中央区，然后注气。在注气时用棉签压住注气口，以免气体外溢。如果气体通过其他侧切口或主切口溢出，则应重新缝合切口，防止再次注气时发生外溢。在注气过程中如果发生植片偏位，需要采用上述方法重新居中然后再注气。

如果使用30号针头作一个长隧道再注入气体，则气体外溢的可能性较小。如果用的是针头而不是套管针，应在注气前向前房内填充少量的液体，以减小周边虹膜阻塞和气体流动到虹膜后的风险。为了保证植片保持正确的位置并贴附良好，注气后压力必须足够高，因为在手术中不能实现高压力的状态是脱位的最重要的危险因素。但压力也不应该太高，因为过高的压力作用在视神经和视网膜的血管会导致缺血，一般压力维持10min左右就可以释放出少量气体，这可以避免因前房气体过多引起的瞳孔阻滞。部分术者提倡行下部虹膜周切，尤其对于瞳孔区气体覆盖的患者减少瞳孔阻滞的风险。通常手术结束后会遗留60%~70%的气体，但最终以气泡直径超过植片直径、能完整顶住植片为宜。有学者主张术后散瞳药散大瞳孔可以减少瞳孔阻滞的风险，但这会增加房角阻塞的风险，尤其对于亚裔的窄房角眼要分外小心。充满前房的气体和高眼压确实为植片的贴附提供更多的时间，但这种操作确使患者面临Urrets-Zavalia综合征的风险，即角膜移植术后由于过高眼压造成的瞳孔散大和固定。处理方法通常用27号或25号针头在裂隙灯下从侧切口缓慢释放气体，直到残留60%~70%气体或者直到瞳孔阻滞解除。气体应被释放至气泡下缘，接近瞳孔下缘，以防止瞳孔阻滞的风险。通常当瞳孔阻滞发生时，周边虹膜和角膜接触一般发生在6点位方向，一旦气体释放，虹膜将缓慢与周边角膜分离。气体释放过程中应谨慎小心，避免前房突然变浅或塌陷，这将导致植片脱位。

前房内注入的气体为消毒空气，不必选用惰性气体。一般顶压4h后，即使气泡大部分吸收，植片也可以很好贴附。而惰性气体在前房内滞留时间过长反倒会影响角膜内皮细胞。对于晶状体虹膜隔正常的患者，注气并非难事，但对于眼前节结构异常或玻璃体切割术后的患者，前房注气还是很具有挑战性的。

三、PDAEK角膜内皮移植术

后弹力层角膜内皮移植术（DMEK）是目前角膜内皮移植的领先技术，从解剖学角度完美恢复了角膜组织的正常结构，可更好、更快恢复视力，术后排斥反应显著降低，避免了少量后基质残留引起的远视偏移，近年来全世界范围内得到广泛关注，手术数量逐年上升。但是，DMEK面临着技术上的巨大挑战，包括供体制备过程中后弹力层内皮植片的损坏甚至供体材料报废、内皮细胞的大量丢失、内皮植片植入后在前房展开和贴附的操作困难、再次注气比例高和医师学习曲线长等诸多问题，这些问题阻碍了这项术式在角膜手术医生中的推广，国内开展DMEK的手术医师仍然是寥寥无几。

为了克服DMEK的技术难点，我们在大量开展DSAEK和深板层角膜移植的经验基础上，在国内率先开展了一种大气泡和自动板层刀辅助的后弹力层前膜角膜内皮移植术（PDAEK）。与DSAEK一样，先利用微型板层角膜刀切除前部基质，再在人工前房上利用大气泡技术分离中央6.5mm直径的残留角膜基质并暴露后弹力层，然后在术中用环钻制备角膜内皮植片。这样的植片中央部分仅剩角膜后弹力层及内皮细胞层，周边与少许角膜基质相连，植片不容易成卷，植入前房后将自动展开。国外类似的手术方式是2009年Mc-Cauley等首先开展的，称为自动板层刀辅助的后弹力层角膜内皮移植（DMAEK）。由于大气泡技术最常见的Ⅰ型气泡实际上暴露的是后弹力层前膜，而不是真正意义上的后弹力层，所以我们认为该手术应该命名为PDAEK。

（一）手术适应证

由PDAEK植片的植入和展开和DSAEK没有太大的区别，因此不适合DMEK但适合DSAEK的一些困难病例，如眼内多次手术后虹膜缺损和晶状体虹膜隔不完整的、前角膜基质清晰度不够、虹膜角膜内皮综合征（ICE）或者穿透性角膜移植术后都可以采取PDAEK的手术方式。

（二）手术禁忌证

（1）角膜基质瘢痕性浑浊，预计无法恢复透明。

（2）眼压未控制的青光眼。

（3）活动性葡萄膜炎。

（4）其他内眼手术禁忌证，如慢性泪囊炎、睑腺炎、急性结膜炎等感染性疾病。

（三）手术方法

PDAEK手术的步骤包括受者的准备（术前准备、切口、剥除病变角膜后弹力膜和内皮细胞层）、PDAEK供体植片的分离、植入和气泡顶压等步骤。

1.术前准备——全身和眼部准备

排除全身手术禁忌证。

2.受体准备——撕除角膜后弹力膜和内皮细胞层

手术显微镜下，去除疏松的角膜上皮层，如上皮层不疏松则予以保留。以蓝色标记笔定位角膜瞳孔中心，以角膜压痕器标记拟撕除角膜后弹力膜和内皮细胞的范围。

3.供体角膜后弹力膜内皮植片制备

（1）自动板层刀前板层切除：供体角膜材料要求为保存在中期保存液内，且保存期在7d以内的新鲜角膜。角膜植片的制备采用微型角膜板层刀系统取材。方法：将带有巩膜环的角膜片放在人工前房中，将平衡盐溶液注入人工前房，去除植片的角膜上皮，用配备的眼压计测量眼压，并使之略高于标定眼压（65mmHg），将参数设定为9.0mm的切割直径及游离瓣模式，用450μm的角膜板层刀进行切削，也可以采用Moria的微型自动角膜板层刀系统。

（2）制备PDAEK内皮植片：前板层角膜去除后，用直径为6.5mm的国产环钻标记基质面，在剩余供体角膜基质中用虹膜镊（4-101s）制作基质口袋，然后用特制大气泡针按照常规大气泡深板层角膜移植方式注射消毒空气，形成Ⅰ型大气泡后持续注气，至大气泡边缘达6.5mm标记处，然后用15°刀平行刺入入气泡空间，再用钝性基质分离器分离后弹力层前膜前基质，剪除中央的6.5mm薄基质后暴露后弹力层前膜，如果一次不能形成气泡，可以选植片的另一方位再次进行注气，直至气泡形成。如果实在不能形成Ⅰ型大气泡或者形成的气泡是Ⅱ型气泡，则需要按照深板层角膜移植手法湿剥的方式暴露后弹力层前膜。在直径6.5mm后弹力层前膜区域以外的残余薄基质环上标记字母"F"，以便分辨角膜内皮植片的基质面，再将前板层重新复位到供体植片上，放入Optisol中期保存液备用。

4.植入PDAEK内皮植片（常规PDAEK手术，白内障合并PDAEK手术）

患眼经球后麻醉后，根据角膜大小选择合适直径的负压环钻，一般选择8.0～8.5mm

环钻，制备带有部分后基质环的 PDAEK 内皮植片。做颞侧 3.0mm 透明角膜隧道切口，去除水肿角膜上皮层，如合并白内障，先行白内障超声乳化吸除联合人工晶状体植入术，缩瞳剂缩瞳。然后按照常规 DSAEK 方法，标记内皮移植的直径，前房注入黏弹剂，剥除病变的角膜后弹力层，如果仅角膜内皮失代偿，角膜后弹力层、内皮细胞层无其他病理性改变，则无须剥除；吸除黏弹剂，侧切口插入前房维持器，形成稳定的前房；再将制备好的 PDAEK 内皮植片转载到植入器中，使用内皮植入镊和植入器，将制备好的植片拉入前房。以 10-0 尼龙缝线闭合切口后，无菌空气填充前房，使植片贴合于受体角膜。术后使用妥布霉素地塞米松眼膏涂眼。患者被送至复苏室，仰卧 60min，并检查患者是否存在前房空气填充导致的瞳孔阻滞。如果发现有瞳孔阻滞，则释放一些空气。在术后第 1 个 24h 患者应尽可能平躺。

5.手术后处理

手术后患者保持面部朝上体位转移回病房休息，4h 内密切观察眼压变化，如果眼压过高，可以从角膜下方侧切口放出少量气体至正常或略高眼压。

并发症及处理、术后用药与 DSAEK 相同。

第六节　典型病例教学探讨

虹膜角膜内皮综合征1例

一、病情简介

患者雷某某，男，54 岁，因"左眼视力下降半年，视物不见 2 周"于 2016 年 4 月 7 日入院。

现病史：患者半年前无明显诱因出现左眼视力下降，偶有流泪，未重视，此后视力下降逐渐加重，2 周前发现左眼视物不见，遂来门诊就诊，诊断为：双眼虹膜角膜内皮综合征，双眼继发性青光眼，右眼视乳头前膜。

既往史：无特殊。

入院情况：右眼视力为 0.8，左眼视力为 0.07。右眼眼压为 23.4mmHg，左眼眼压为 47.3mmHg。双眼结膜轻充血，右眼角膜基本透明，角膜后表面色素附着，前房轴深约 2CT，周边<1/3CT，虹膜萎缩，基质薄，血管裸露，6 点钟位、10 点钟位、12 点钟位数个裂孔，瞳孔欠圆，直径 3mm，瞳孔缘色素外翻，对光反射存在，晶状体透明，玻璃体轻度浑浊，视盘鼻上缘小片灰白色膜，黄斑中央凹反光不清。左眼角膜水肿，前房轴深约 2CT，周边<1/3CT，虹膜萎缩，基质薄，血管裸露，7 点位 2 个裂孔，瞳孔欠圆，直径为 5mm，瞳孔缘色素外翻，对光反射迟钝，晶状体透明，玻璃体轻度浑浊，视盘色稍淡，C/D=0.9，黄斑中央凹反光不清。角膜内皮检查显示：右眼内皮细胞正常，细胞密度为 2 801.2/mm，中央角膜厚度 504μm；左眼角膜内皮细胞大量破坏，细胞密度 712.5/mm，中央角膜厚度约 562μm。超声生物显微镜（UBM）检查：双眼房角不同程度狭窄，左眼较重。

入院诊断：双眼虹膜角膜内皮综合征；双眼继发性青光眼；右眼视乳头前膜。

诊疗经过：入院后经积极完善相关检查，于2016年4月12日在局部麻醉下，行左眼青光眼阀植入+丝裂霉素处理术。

出院情况：患者一般情况良好，右眼视力0.8，左眼视力0.1，右眼眼压22.5mmHg，左眼眼压7.6mmHg。右结膜轻度充血，角膜基本透明，角膜后表面色素附着，前房轴深约2CT，周边<1/3CT，虹膜萎缩，基质薄，血管裸露，6点、10点、12点钟位数个裂孔，瞳孔欠圆，直径3mm，瞳孔缘色素外翻，对光反射存在，晶状体透明，玻璃体轻度浑浊，视盘鼻上缘小片灰白色膜，黄斑中央凹反光不清，左眼上方结膜下见青光眼阀，角膜基本透明，前房轴深约2CT，周边<1/3CT，上方前房内见引流管，虹膜萎缩，基质薄，血管裸露，7点位2个裂孔，瞳孔欠圆，直径5mm，瞳孔缘色素外翻，对光反射迟钝，晶状体透明，玻璃体轻度浑浊，视盘色稍淡，C/D=0.9，黄斑中央凹反光不清。

出院诊断：双眼虹膜角膜内皮综合征；双眼继发性青光眼；右眼视乳头前膜。

出院医嘱：①出院带药，醋酸泼尼松龙眼液，1滴，滴左眼，每天4次；左氧氟沙星眼液，1滴，滴左眼，每天3次；妥布霉素地塞米松眼膏，0.1g，滴左眼，每天1次，每晚滴眼；1%硫酸阿托品眼膏，0.1g，滴左眼，每天1次，每晚滴眼；布林佐胺眼液，1滴，滴右眼，每天3次，每晚滴眼；盐酸左布诺洛尔眼液，1滴，滴右眼，每天2次。②按时坚持用药，合并眼部不适时及时就诊。③出院1周后门诊复查，复诊时间为周四上午，复诊地点为青光眼门诊。

二、病案分析

虹膜角膜内皮综合征（ICE综合征）是以角膜内皮细胞病变、进行性虹膜萎缩及虹膜周边前粘连、继发性青光眼为主要特点的一组疾病，包括Chandler综合征、虹膜痣（Cogan-Reese）综合征和进行性虹膜萎缩。该疾病多见于中青年女性，多单眼发病，发病隐匿，发展缓慢。该病的发病机制尚无定论，可能与疱疹病毒感染有关，此外，尚有Campbell膜学说、缺血学说及神经嵴细胞学说等。

该病的3种类型的临床特点各不相同。进行性虹膜萎缩主要表现为虹膜基质、虹膜色素上皮萎缩、瞳孔移位、虹膜孔形成，角膜病变相对较轻。Cogan-Reese综合征以虹膜表面结节样或弥漫性色素病变为特点，出现虹膜异色。Chandler综合征以角膜内皮功能障碍、角膜水肿为特征性表现，前房角内皮化和虹膜周边前粘连引起房水流出途径受阻，从而导致继发性青光眼，该类型虹膜萎缩程度较轻，仅限于基质层，色素上皮层无异常，虹膜裂孔少见。

临床根据患者角膜内皮改变、典型的进行性虹膜萎缩、特有的周边虹膜前粘连及继发性青光眼可明确虹膜角膜内皮综合征的诊断。裂隙灯下，早期角膜内皮呈银箔样反光，病情加重引起角膜水肿后看不清角膜内皮形态。角膜内皮镜和共聚焦显微镜下，患者角膜出现弥漫性的内皮细胞异常，表现为特征性的"ICE细胞"形态，丧失正常的六边形形态，呈现"明暗倒置"现象：本应为暗区的细胞间隙呈亮区，本该为亮区的细胞质呈暗区。

该病需与某些角膜疾病和青光眼疾病相鉴别。Chandler综合征需与角膜后部多形性营养不良、富克斯内皮营养不良鉴别。进行性虹膜萎缩需与虹膜溶解性疾病，如Axenfeld-

Rieger综合征、先天性无虹膜等疾病相鉴别。Cogan-Reese综合征需与虹膜结节及虹膜弥漫性色素病鉴别。此外，继发青光眼患者应该与开角型及闭角型青光眼相鉴别。

目前尚无针对ICE综合征病因的有效治疗措施，治疗主要针对继发性青光眼进行降眼压治疗及对角膜失代偿及相关并发症的治疗。该病继发的青光眼，由于房水排出途径受阻，早期可使用抑制房水生成药物降眼压，该病可能与单纯疱疹病毒相关，应谨慎使用前列腺素类降眼压药物。药物无法控制眼压时，需尽早行青光眼手术。青光眼引流钉（或阀）植入术较小梁手术成功率高，维持时间更长，是治疗ICE综合征继发性青光眼的主流术式。引流钉（或阀）可通过排水通道将房水直接引流到结膜囊，形成有效的引流通道。术中使用抗代谢药物处理手术区域，可防止滤过泡纤维化，增加手术成功率。晚期青光眼患者可使用睫状体光凝术降眼压，减轻患者痛苦。对角膜水肿引起视力下降及疼痛的患者，可予以高渗剂减轻角膜水肿，必要时佩戴角膜接触镜。眼压控制好的角膜水肿及内皮失代偿患者可行角膜移植手术改善视力并减轻疼痛，较常用的是角膜内皮移植术及穿透性角膜移植术。

三、病例点评

本例患者主要以左眼角膜水肿及内皮改变为主，虹膜周边粘连，右眼角膜后表面色素附着，双眼瞳孔变形，虹膜萎缩及虹膜裂孔形成，可以诊断为双眼虹膜角膜内皮综合征（进行性虹膜萎缩类型）。本例患者双眼发病，无家族遗传病史，虹膜萎缩及裂孔明显，角膜内皮镜可见正常内皮细胞破坏，故可明确诊断。患者左眼眼压控制困难，行青光眼阀植入及抗代谢药物处理术。

四、教学探讨

本病例为典型的虹膜角膜内皮综合征，左眼眼压控制不佳，需行手术治疗，该患者房角病变严重，传统滤过性手术效果差，使用青光眼引流装置联合抗代谢药物处理。虹膜角膜内皮综合征角膜病变严重，角膜失代偿水肿者，如眼压不能控制，先行抗青光眼手术控制眼压后，可再行角膜内皮移植术，若角膜粘连严重，需行穿透性角膜移植术。

第二章 白内障

第一节 白内障的发病率和危险因素

一、白内障的患病现状

白内障是全球首要致盲性眼病，从40岁左右开始，每10年白内障的发生率均有显著增长。近年来，虽然全球眼科公共卫生和医疗有了巨大的进步，但白内障仍然是全球首位致盲性眼病。新版美国眼科临床指南（PPP）对白内障的流行病学进行了简明扼要的概述，现对其中的要点进行解读。

（一）由于晶状体分类标准不同，白内障总患病率较难比较

白内障有3种亚型：皮质型、核型和后囊膜下型，根据亚型不同，可以分为皮质型、核型、后囊膜下型及混合型白内障。每种类型白内障有各自的解剖特点、病理学发展特征和危险因素。目前，已有一些系统用于晶状体浑浊分类和分级，但由于晶状体浑浊分级系统、白内障的定义方法差别较大，因此很难比较不同流行病学研究之间的白内障患病率。

不同文献间白内障患病率见表2-1（Tang YT, Lu Yi, et al.Invest Ophthalmol Vis Sci, 2016, 57: 1193-1200）。

从表2-1可以看出，无法进行特别详细、直接的患病率之间的比较，因为晶状体浑浊分级系统、白内障的定义方法、检查手段、人口和年龄分布在不同研究中差异较大。但是，我们发现在这些研究中，中国人群中白内障的患病率仍然处于较高水平，新加坡Tanjong Pagar的调查报告显示，≥40岁华人白内障患病率近35%（LOCSⅢ分级系统）；北京眼科研究调查报告显示，≥40岁人群白内障患病率达53%；中国台湾地区Shihpai眼科研究、泰州眼科研究报告显示，≥40岁人群白内障患病率达38%，显示≥65岁人群白内障患病率更是高达60%（LOGSⅢ分级系统）。

（二）不同类型白内障引起视功能改变不同

新版PPP对不同类型白内障表观及其对视功能影响进行了简要描述。

1.核型白内障

表现为晶状体中央的浑浊，从而影响视功能。核型白内障可表现为棕褐色、乳白色或者两者均有，棕褐色核的颜色程度是晶状体核硬度的重要提示。核型白内障进展较慢，更易影响远视力，可造成近视加深或远视降低。在一些严重病例中，晶状体可变棕褐色和浑浊。

表 2-1 不同文献间白内障患病率比较

国家	研究名称	样本量和年龄	白内障评估体系*	白内障患病率（%）			
				任一类型白内障	皮质型	核型	后囊膜下型
中国	泰州眼科研究（2012~2013年）	10 233，≥45岁	LOCSⅢ系统	38.1	28.6	24.3	4.4
	北京眼科研究（2001年）	4 378，≥40岁	Wisconsin白内障分级系统	53.1	10.3	50.3	4.3
	斗门县研究（1994年）	932，>45岁	LOCSⅡ系统	—	30.3	28.6	8.7
	台湾地区Shihpai眼科研究（1999~2000年）	1 361，≥65岁	LOCSⅢ系统	59.2	21.9	38.9	9.2
新加坡	Tanjong Pagar调查（1997~1998年）	1 206，40~81岁	LOCSⅢ系统	34.7	23.9	22.6	7.0
印度	Aravind综合眼科研究（1995~1997年）	5 150，≥40岁	LOCSⅢ系统	61.9	20.0	59.7	24.3
美国	Barbados眼科研究（1987~1992年）	4 433，≥40岁	LOCSⅡ系统	41.0	34.0	19.2	3.9
	Beaver Dam眼科研究（1988~1990年）	4 645，43~84岁	Wisconsin白内障分级系统	—	16.3	17.3	6.0
	Salisbury眼病评估工程（1993~1995年）	621（黑种人），≥65岁	Wilmer白内障分级系统	68.0	54.5	31.0	2.6
		1 772（白种人），≥65岁	Wilmer白内障分级系统	55.1	23.9	46.3	5.4
	洛杉矶拉美裔人眼科研究（2000~2003年）	6 090，≥40岁	LOCSⅡ系统	19.5	13.5	9.0	3.2
澳大利亚	蓝山眼科研究（1992~1994年）	3 654，55~84岁	The Wisconsin白内障分级系统	—	23.8	51.7	6.3

注 *不同研究白内障分级体系不同。泰州眼科研究和台湾省Shihpai眼科研究：使用LOCSⅢ系统，白内障定义为任一眼任一类型晶状体浑浊LOCSⅢ分级≥2级。Tanjong Pagar调查：使用LOCSⅢ系统，白内障定义为任一眼核型分级≥4级，或皮质型分级≥2级，或后囊膜下型分级≥2级。Aravind综合眼科研究：使用LOCSⅢ系统，白内障定义为任一眼核型分级≥3级，或皮质型分级≥3级，或后囊膜下型分级≥2级。斗门县眼科研究：使用LOCSⅡ系统，白内障定义为任一眼任一类型晶状体浑浊LOCSⅡ≥1级。Barbados眼科研究和洛杉矶拉美裔眼科研究：使用LOCSⅡ系统，白内障定义为任一眼任一类型晶状体浑浊LOCSⅡ≥2级。Beaver Dam眼科研究：使用Wisconsin白内障分级系统，白内障定义为任一眼核型分级≥4级，或皮质型分级≥5%，或后囊膜下型分级≥5%。蓝山眼科研究和北京眼科研究：使用Wisconsin白内障分级系统，白内障定义为任一眼核型分级≥3级，或皮质型分级≥5%，或存在后囊膜下型浑浊。Salisbury眼病评估工程：使用Wilmer白内障分级系统，白内障定义为任一眼核型分级≥2级，或皮质型分级≥12.5%，或存在后囊膜下型浑浊。

2.皮质型白内障

可为中心型或周边型，有时后照法或者检眼镜检查最好观察。皮质型白内障可以表现为轮辐状或者圆形，患者常主诉眩光，当整个皮质变得乳白色浑浊时，此时白内障被称为成熟型皮质白内障。

3.后囊膜下型白内障

位于视轴区的后囊膜浑浊白内障可引起显著的视力损伤。与核型和皮质型白内障相比，后囊膜下型白内障常发生于较年轻人群，这就提示老龄并不是后囊膜型白内障的最主要危险因素。患者常主诉眩光、明光下视力差。由于近距离调节时瞳孔缩小，近视力改变较远视力会更明显。

对于这3种类型白内障，后囊膜下型白内障的白内障手术率最高，这与患者发病年龄早、视力损伤大密切相关。在老年人白内障手术人群（平均年龄79岁）中，核型白内障是最常见的类型，说明核型白内障较皮质型白内障对视力影响更显著。

（三）种族和性别影响白内障的患病率

现有的流行病学调查研究结果显示：①不同种族人群白内障患病率有差异；②女性较男性白内障患病率更高；③随年龄增长，白内障患病率不断增加。

通过表2-1不难看出，亚洲人群和西方人群在白内障患病率和分布上存在差异。①亚洲人群皮质型白内障为主，略高于核型白内障，后囊膜下型白内障是最少见的白内障类型（LOCMⅢ分级系统）。同时北京眼科研究结果也显示，皮质型白内障5年发病率（11.8%）显著高于核型白内障（4.3%）。②亚洲人群皮质型白内障的患病率可能高于西方白种人。但是，由于流行病学研究有限，白内障分级和定义标准不同，尚需进一步验证女性较男性白内障患病率更高，这一结论在大部分流行病学调查中均得到证明，如Blue Mountains Eye Study, Los Angeles Latino Eye Study, 北京眼科研究等在北京眼科研究、Los Angeles Latino Eye Study和Shihpai Taiwan Eye Study中，女性3种亚型白内障患病率均较男性高。

结语：通过现有的白内障流行病学研究可以发现，白内障仍然是全球首位致盲性眼病，特别是在发展中国家，白内障的防盲、治盲工作仍需大力开展。亚洲人群的白内障患病率仍处于较高水平。不同类型白内障引起的视功能改变不同。种族对白内障的患病率有一定影响，但已有的流行病学证据表明，女性的白内障患病率普遍高于男性；随年龄增长，白内障患病率不断增加。

二、白内障的危险因素

对于白内障的危险因素，新版PPP以现有的流行病学研究为循证依据，进行了较系统的总结（表2-2），列举了白内障相关的危险因素。在已有较为公认的危险因素基础上，又增添了一些新的危险因素证据，但是同时也指出：大部分的文献为观察性研究，这些文献强烈提示危险因素与白内障相关，但是并没有足够证据证明两者的因果关系，因为这些文献并没有用标准化研究方式评估危险因素的暴露情况（按照前文证据分级标准：临床随机对照研究优于病例对照研究，病例对照研究优于观察性研究的原则），而有的研究并没有研究白内障具体的分型。

（一）白内障较为公认的危险因素有紫外线、吸烟

（1）紫外线、吸烟是作为最早被公认的白内障危险因素写入PPP的。已有大量流行病学研究表明，吸烟是核型白内障的独立危险因素，与核型白内障的发展有剂量依赖效用；吸烟还会增加后囊膜下型白内障发生，对皮质型白内障影响极小（PPP定义证据类型：Ⅱ＋，高质量，强烈推荐）。Ye等通过meta分析认为，既往吸烟可显著增加核型白内障的患病风险（病例对照研究，OR值为1.86，95％CI为1.47～2.36），对后囊膜下型白内障的患病影响较小（病例对照研究，OR值为1.60，95％CI为0.97～2.65），而对皮质型白内障无影响。

（2）大量文献证明，紫外线UVB的累积暴露与晶状体浑浊密切相关，而有UVB阻断的保护性眼镜则可以有效预防晶状体浑浊的发生和进展（PPP定义证据类型：Ⅱ－，高质量，强烈推荐）。来自中国人群的流行病学研究也表明，户外活动每增加1h，白内障的风险上升3％～9％，有户外眼部保护措施可使任一类型白内障风险降低20％，核型白内障风险降低27％，后囊膜下型白内障风险降低41％。

这些流行病学证据对临床具有很大的意义，通过规劝患者戒烟，同时减少户外UV照射，可以有效降低白内障患病的危险度。

表2-2 新版PPP中白内障的高危因素

白内障的类型	危险因素	研究类型	风险
皮质型	糖尿病	观察性研究	危险度增加
	家族史	观察性研究	危险度增加
	高血压	观察性研究	危险度增加
	电离辐射（低和高剂量）	观察性研究	危险度增加
	近视（＞1D）	观察性研究	危险度增加
	肥胖	观察性研究	危险度增加
	全身糖皮质激素使用	观察性研究	危险度增加
	UVB暴露	观察性研究	危险度增加
核型	糖尿病	观察性研究	危险度增加
	肥胖	观察性研究	危险度增加
	近视	观察性研究	危险度增加
	家族史	观察性研究	危险度增加

白内障的类型	危险因素	研究类型	风险
核型	高血压	观察性研究	若使用局部或全身β受体阻滞剂，危险度增加
	PPV手术史	观察性研究	危险度增加
	烟草制品（有烟和无烟）	观察性研究	危险度增加
	UVB暴露	病例对照研究	危险度增加
后囊膜下型	吸入性糖皮质激素使用	基于人口学的横断面研究	≥49岁人群，危险度增加
	电离辐射（低和高剂量）	观察性研究	危险度增加
	肥胖	观察性研究	危险度增加
	眼外伤	横断面研究	危险度增加
	PPV手术史	观察性研究	危险度增加
	视网膜色素变性	病例报道	危险度增加
	局部糖皮质激素使用	病例报道	危险度增加
	全身糖皮质激素使用	观察性研究	危险度增加
	近视	观察性研究	危险度增加
	高血压	观察性研究	危险度增加
	糖尿病	观察性研究	危险度增加
	吸烟	观察性研究	危险度增加
	外伤	观察性研究	危险度增加
混合型	PPV手术史	观察性研究	危险度增加
	烟草制品（有烟和无烟）	观察性研究	危险度增加
	UVB暴露	观察性研究	危险度增加
	高血压	观察性研究	危险度增加
	糖尿病	观察性研究	危险度增加
白内障未分型	使用阿司匹林	随机试验	没有作用
		观察性研究	危险度增加
		观察性研究	危险度降低
	糖尿病	观察性研究	危险度增加
	吸入式糖皮质激素使用	病例对照研究	≥40岁人群，危险度增加
		病例对照研究	≥65岁人群，危险度增加
		病例对照研究	≥70岁人群，危险度增加
	鼻腔糖皮质激素使用	病例对照研究	危险度不增加
	玻璃体腔糖皮质激素使用	病例对照研究	危险度增加
	电离辐射（低和高剂量）	观察性研究	危险度增加
	吸烟	观察性研究	危险度增加

白内障的类型	危险因素	研究类型	风险
白内障未分型	不活动	观察性研究	危险度增加
	教育水平低	观察性研究	危险度增加
	眼部炎症性疾病	观察性研究	危险度增加

注 D＝diopter，屈光度。

（二）白内障常见的危险因素有糖尿病、糖皮质激素的长期使用（各种途径）、既往眼内手术（PPV手术）、较低教育水平

（1）糖尿病被证明是白内障的危险因素之一。如表2-2所示，研究发现糖尿病可以使皮质型、核型、后囊膜下型、混合型及未分型的白内障患病危险度增加，其中大部分文献表明糖尿病与皮质型白内障发生关系最密切。但需注意的是，现有的相关流行病学证据均为观察性研究，证据分级Ⅱ＋/Ⅱ－，尚缺少病例对照研究或RCT进一步验证。

（2）长期使用糖皮质激素（包括局部、吸入、全身）作为白内障的危险因素之一，可增加皮质型、后囊膜下型白内障的患病风险。在白内障未分型研究中，也与白内障的患病密切相关（PPP定义证据类型：Ⅱ＋，中等质量，强烈推荐），但是也有学者进行病例对照研究表明，鼻腔糖皮质激素的使用不会增加白内障的患病风险。

（3）既往眼内手术主要指既往平坦部玻璃体切割术（PPV）。既往玻璃体切割术被发现可增加核型、后囊膜下型、混合型白内障的患病风险，其中与核型白内障的关系最为密切。有学者发现，在玻璃体手术后晶状体暴露于更高的眼内氧气环境下，更易发生晶状体浑浊，可能是玻璃体切割术后白内障易发生的原因。

（4）较低的教育水平是新版PPP新增加的白内障危险因素。Age-related Eye Disease Study调查发现，较高的教育水平可以降低皮质型白内障的患病风险。同样，来自法国的POLA、中国的泰州眼科研究也表明，较高的教育水平可以降低各型白内障的患病风险。

（三）饮食摄入和营养补给不能降低白内障的患病风险

饮食摄入和营养补给（包括各种维生素）能否改变白内障的患病危险度？这是学者和社会大众普遍关心的一个问题，也是各大流行病学的研究点之一。Age-Related Eye Disease Study表明，饮食习惯和营养补给（包括维生素、叶黄素、微量元素）不能降低白内障的患病风险。Mathew等在前人研究的基础上进行综述性研究（包含112 272例样本，9项临床试验），发现维生素C、维生素E、β-胡萝卜素与白内障的患病和进展没有关系。

虽然也有一小部分研究表明，复合维生素或矿物质补充剂有可能降低核型白内障的风险，但新版PPP指出，这些证据并不明确。因此，新版PPP在已有循证医学的基础上，明确指出，饮食摄入和营养补给（包括各种维生素）对于白内障的预防和治疗几乎无作用（PPP定义证据类型：Ⅲ，高质量，强烈推荐）。

（四）阿司匹林摄入不能降低白内障的患病风险

阿司匹林的使用对白内障的患病风险有影响吗？这同样是一个广受争议的问题。在早先Beaver Dam Eye Study的队列研究和van Heyningen等的病例对照研究中，小剂量阿司匹林使用可降低白内障的患病风险。但随后多个随机试验均表明，小剂量阿司匹林并不能降低白内障的患病风险。因此，新版PPP指出，阿司匹林并不能降低白内障的患病风险。

以上是被大多数文献报道并且已经形成一定共识的相关危险因素和被排除的危险因素。但需注意的是，随着流行病学研究、病例对照研究和随机试验的不断开展，越来越多的危险因素逐渐被认知，现有一定共识性的结论也可能在将来被推翻。随着循证医学的不断发展，这些危险因素的发现和不断验证对于白内障的预防和非药物治疗具有重大的理论价值。

第二节　白内障的诊断与评估

一、视功能检查

长期以来，临床医生主要以视力作为白内障术前的主要检查指标。新版美国眼科临床指南（PPP）则更强调整体的"视功能"概念。视功能检查包括主观评估和客观检查两个方面，主观评估即评价患者自觉的视功能状态和视觉障碍，可通过特定视功能问卷进行系统评价和量化。但由于白内障通常是隐匿、缓慢地进展，患者可能因适应缓慢出现的视觉问题时不能主观意识到视功能的下降。因此，视功能还应进行客观评估，包括视力、对比敏感度、失能眩光、波前像差等。目前，尚无单一的检查可全面反映白内障对患者视功能的影响。同样，也没有单一的检查可明确界定需行白内障手术的视功能受损阈值。新版PPP详细阐述了视功能相关的检查及其意义。

（一）主观评估——视功能问卷

1.视功能问卷的作用和意义

白内障可造成多样化的视觉问题。患者的主诉往往反映对生活影响最大的某个视觉障碍，并不能全面反映患者的视功能状态，目前已有多种较为完善的视功能问卷，可全面、系统评价患者的主观视功能状态和自觉视力障碍研究发现，与视力检查相比，视功能问卷对检测视觉障碍、预测术后改善的效能更强：Visual Function Index（VF-14）和 Activities of Daily Vision Scale（ADVS）等问卷与 Snellen视力表相比，与术后视功能改善和患者满意度的相关性更大。

因此，在条件允许的情况下，眼科医生也可更多地采用视功能问卷（已有中文版的标准视功能问卷），以便更准确评估患者的视觉问题和手术的改善作用，其参考意义比视力表更大，尤其是对于视力尚可，但存在特定视功能问题，难以进行手术决策的"纠结"中的患者，更可作为手术决策的重要参考和手术收益的准确评估手段。此外，在白内障相关临床研究中，视功能问卷可作为公认、有效的量化评估工具，很有研究意义。

2.视功能问卷的种类

视功能相关问卷可分为两类：一类是包含视功能评估模块的全身健康状态问卷；另一类是视功能专门问卷。研究发现，相比于全身健康状态问卷，视功能专门问卷与白内障术后视功能改善的相关性更大。常用的全身健康状态问卷包括 Short Form-36（SF-36）和 Quality of Well-Being Scale；常用的视觉专门问卷包括 VF-14 及其精简版（如 VF-8R 和 VF-11R），National Eye Institute Visual Function Questionnaire（NEI-VFQ），Visual Activities Questionnaire，ADVS 和 Catquest-9SR。这些视功能问卷的内容涵盖了与视觉相关的各种日常活动，例如：VF-14 问卷包括驾驶、看指示图标、阅读报纸及书刊、签写支票、做饭、看电视、手工操作、参与体育运动、看清楼梯台阶、近距离认人等的能力共 14 个问题；NEI-VFQ 问卷包括总视觉情况、眼部症状、近视力和远视力的活动困难、因视觉问题使社会功能受限、因视觉造成的精神健康、对视功能的期望、因视觉造成色觉的受限、因视觉问题依赖别人、驾驶困难、周边视野和色觉受限等 51 项。

同时，一些根据各国文化和语言改编的调查问卷也被广泛应用，例如 VF-14 被编译成数种语言版本，其中中文版 VF-14 和中文 VF-14 精简版 VF-11R 在临床应用中的有效性也被研究认可。

3.视功能问卷的局限性

目前，这些视功能问卷已被作为有效评估视功能的标准化研究方法，但临床尚无统一标准的问卷量表。同时需要注意，视功能问卷有其局限性，包括：受限于患者的文化程度和表达能力、增加医患双方的诊疗时间、患者本身没有意识到视力问题则出现"假明性"、双眼程度相似的白内障患者对细微症状不敏感，及问卷并不能包括所有的视觉问题等。因此，视功能问卷并不能作为决定白内障手术与否的唯一标准。

以下为白内障视功能指数量表 VF-14。

VF-1.因为视力问题，您看小字体（如药瓶上的说明书、通信录、价格标签、银行单据、水费或电费单）的困难有多大？

0.无任何困难

1.有点困难

2.中度困难

3.非常困难

4.完全无法完成

5.不适用

VF-2.因为视力问题，您读书看报的困难有多大？

0.无任何困难

1.有点困难

2.中度困难

3.非常困难

4.完全无法完成

5.不适用

VF-3.因为视力问题，您看大字体（如报纸上的大字印刷体、电话上的数字按键、挂钟、日历）的困难有多大？

0.无任何困难

1.有点困难

2.中度困难

3.非常困难

4.完全无法完成

5.不适用

VF-4.因为视力问题，您认出身旁的人的困难有多大？

0.无困难

1.有点困难

2.中度困难

3.非常困难

4.完全无法完成

5.不适用

VF-5.因为视力问题，您看清楼梯、台阶、路缘石的困难有多大？

0.无任何困难

1.有点困难

2.中度困难

3.非常困难

4.完全无法完成

5.不适用

VF-6.因为视力问题，您看清各种标识牌（如交通标志、路标、商店标牌）的困难有多大？

0.无任何困难

1.有点困难

2.中度困难

3.非常困难

4.完全无法完成

5.不适用

VF-7.因为视力问题，您做精细活（如编织、缝纫、使用手工工具）的困难有多大？

0.无任何困难

1.有点困难

2.中度困难

3.非常困难

4.完全无法完成

5.不适用

VF-8.因为视力问题，您填表或签名的困难有多大？

0.无任何困难

1.有点困难

2.中度困难

3.非常困难

4.完全无法完成

5.不适用

VF-9.因为视力问题，您参加娱乐活动（如玩麻将、扑克牌、象棋）的困难有多大？

0.无任何困难

1.有点困难

2.中度困难

3.非常困难

4.完全无法完成

5.不适用

VF-10.因为视力问题，您参加体育活动（如打羽毛球、门球、乒乓球、篮球及散步、做操、打太极）的困难有多大？

0.无任何困难

1.有点困难

2.中度困难

3.非常困难

4.完全无法完成

5.不适用

VF-11.因为视力问题，您烹饪（洗米、洗菜、放调料）的困难有多大？

0.无任何困难

1.有点困难

2.中度困难

3.非常困难

4.完全无法完成

5.不适用

VF-12.因为视力问题，您看电视的困难有多大？

0.无任何困难

1.有点困难

2.中度困难

3.非常困难

4.完全无法完成

5.不适用

VF-13.因为视力问题，您白天驾车或骑车（如轿车、电动车、摩托车、自行车、三轮车）的困难有多大？

0.无任何困难

1.有点困难

2.中度困难

3.非常困难

4.完全无法完成

5.不适用

VF-14.因为视力问题，您晚上驾车或骑车（如轿车、电动车、摩托车、自行车、三轮车）的困难有多大？

0.无任何困难

1.有点困难

2.中度困难

3.非常困难

4.完全无法完成

5.不适用

（二）客观评估

1.视力检测

PPP指出，对于检测最高对比度（理想环境）下的视功能状态，Snellen视力表是准确可靠的方式，在国际上广泛应用。Snellen视力表是建立在最小可认知的视角是1.0的基础上。国内广泛应用的"国际标准视力表"（视力计数为0.1～1.0），其原理与Snellen视力表相同。目前远视力常规检查的距离：美国定为20feet，在欧洲的一些国家定为6m，中国为5m。在记录方法上，欧美Snellen视力表采用分数计数，中国"国际标准视力表"采用小数计数，两种计数的数值可直接转换。例如：Snellen视力表的20/20对应"国际标准视力表"的1.0，Snellen视力表的20/40对应"国际标准视力表"的0.5，等等。

PPP并未提及目前在临床研究中广泛应用的另一种视力表——对数视力表，其测量的精确度比Snellen视力表等更好，结果也可直接用于统计，因此已在多个国内外大型研究中采用。其设计原理为：视力表行与行之间视标的大小以对数形式递减，视力表每行视标数目相同，视标之间距离成比例。ETDRS视力表是经典的对数视力表，它以视角的对数形式来记录，行与行之间以0.10Log增率递减，每10行变化1LogMAR，每行包括5个视标，每个视标代表0.02LogMAR的视力。对数视力表的优越性在于：记录方法可直接用于统计分析，同时避免了视觉拥挤效应对测量的影响，提高了视力值测定的精确性及对视力差值的敏感性。

当然，在日常临床工作中，Snellen视力表及国内的小数视力表仍是最常用的视力检测方式，其准确性已在长期的临床工作中得到认可。PPP也未强求临床医生都采用对数视力表对患者进行检测，Snellen视力表和小数视力表的测量值也可通过公式转换为LogMAR视力并进行统计分析，在临床研究和论文撰写中也是得到国际可的。

研究表明，不论是对于单纯白内障患者，还是其他眼部疾患并发性白内障的患者，术前视力均可作为白内障术后视力改善的预测指标之一。统计结果显示，术前视力越差，术后视功能的提高越大。当然，如前所述，研究同时发现，与Snellen视力表相比，VF-14等视功能问卷与术后视功能改善和患者满意度的相关性更大。

需要注意视力检查的局限性：视力表仅是反映在一定距离下、低照明环境中、对高对比度字母辨认情况下的特定视功能，往往会低估了实际生活中的其他多种视功能问题。例如，阅读（尤其是在低对比度环境下）、白天或夜间的失能眩光、夜间的光晕和星芒状放射、不对称的光学成像造成的单眼复视，均可提示白内障导致视功能受损，但此时视力表检测结果可能仍然较好。

PPP指出，此时通过进一步的视功能补充检查，有助于发现早期存在的视功能障碍，有一定的诊断意义。这些补充检查手段包括失能眩光检测、对比敏感度检查、波前像差检查、眼内散射检查等。

2.失能眩光检查

失能眩光检测是测量在患者视野范围内存在一束光源照射干扰时的视功能。早期白内障在产生全天候的视力影响之前，可表现为一个普遍存在的症状，即在明亮照射的情况下（如白天明亮阳光的照射或夜晚迎面而来汽车前灯的照射）会产生显著的视功能障碍，这些患者在较暗光线的检查室中视力测量可正常或接近正常，但在有强光源存在的情况下，视力会出现显著的下降，即失能性眩光，此时的视力和对比敏感度检查结果即为失能眩光检测结果。

眼内散射光的增加是失能眩光的另一种表现形式，PPP并未提及，但在临床上有相关研究，在此简要叙述。由于散射光线的存在，眼内使视网膜的成像产生重叠，从而造成成像的对比度下降，即导致失能眩光。鉴于散射光具有可测量性，许多研究认为可将散射光的测量作为眩光程度的另一评价方法。目前，临床上有C-quant散射光计量仪、欧卡斯视觉质量分析仪的OSI散射值等可用于散射光的测量，为白内障患者尤其是早期患者的眩光、光晕、夜间视力障碍等主观症状提供一定的客观依据。有研究证实，OSI散射值与白内障分级显著相关。

失能眩光和眼内散射对早期白内障有一定诊断价值，可为手术时机的确定提供参考。需要注意的是，PPP特别指出，眩光情况下视力的显著下降并非是白内障特有的症状，也可继发于其他情况，如眼表疾病。因此，需同时行裂隙灯和眼底检查以排除其他眼部疾病，才能确认白内障是引起失能眩光的主要原因。

3.对比敏感度检测

PPP提出，对比敏感度对白内障造成的视功能下降也有一定的辅助诊断意义。对比敏感度是在不同对比度、亮度和空间频率下检测患者识别细微变化的能力，比Snellen视力表更能全面反映视功能，但检测也更为耗时。对于存在视力下降或晶状体变化但仅行Snellen视力表检查未检测出异常的患者，对比敏感度可能显示出视功能的受损。

目前临床上常用的检测方法有低对比度字母表（低对比度视力表、Pelli-Robson检查表等）、光栅图片（Arden印刷图片）、正弦光栅条纹检查法（CST-1800、OPTEC6500、CSV-1000等）、激光干涉条纹法（激光视网膜-大脑MTF测定仪）等。对比敏感度的检测技术已有很大进步，但尚无统一标准或方法。

对比敏感度比视力表更能准确、全面反映患者的视功能状态，是决定是否需要实施白内障手术的有力参考。但与失能眩光一样，可造成对比敏感度下降的病因多样，并非早期白内障诊断的特异性指标，需行必要检查排除其他眼部疾病。

4.波前像差检查

波前像差检查是PPP提到的另一种视功能辅助检查手段。人眼成像的波前像差的增大是造成视力和对比敏感度下降的直观解释。目前，测量人眼像差的方法主要包括激光光路追迹法、Hartmann-Shack波前传感器检测法及空间分辨折射仪检测法，各种方法的准确性均被临床研究所证实。研究显示，即使轻度的白内障也会显示出波前像差的显著增加。例如，正常状态下，晶状体呈负球差，抵消了角膜稳定存在的正球面像差。在白内障发生后，晶状体波前像差的典型变化是向正球差方向转变，不能继续抵消角膜球差，造成全眼球差的上升，从而导致对比敏感度的下降。

综上所述，PPP认为以上几种视功能辅助检查方法对白内障患者有一定的诊断价值，可为白内障造成的视功能损害、手术的指征和收益提供一定的依据和参考，但并非是白内障围手术期必需的检查手段和诊断依据。下面通过一个视功能检查的典型案例，帮助读者了解上述视功能检查在临床中的具体应用。

二、眼科体检

新版PPP指出，眼部综合评估（病史和体格检查）应包括以下成人综合眼科检查项目，特别是和白内障的诊断和治疗相关的项目。

（一）患者病史

患者病史应包括对患者的全身状态、相关医疗情况、目前用药情况及其他可能影响手术方式和结果的危险因素评估（如全身免疫抑制情况、α_1 受体阻滞剂的使用、糖尿病）。

根据临床经验，我们认为术前应综合评估患者的全身疾病情况，尤其是糖尿病、缺血性心脏病、慢性阻塞性肺疾病、出血性疾病、全身应用糖皮质激素类药物引起的肾上腺功能抑制等。糖尿病患者一般瞳孔较难散大，且长期糖尿病患者常合并眼底病变，可能影响手术难度和预后。询问患者是否使用影响手术结果的药物，如前列腺肥大患者长期服用过 α_1 受体阻滞剂，术中要留意虹膜松弛综合征的发生；免疫制剂和抗凝药物的应用，因白内障手术出血风险较小，患者术前无须停用抗凝药物。但手术医生如需改变患者的这些用药情况，一定要提前和患者的内科医生协商。

同时还要记录患者是否存在药物过敏史及影响沟通能力的因素，如耳聋、语言障碍、痴呆、幽闭恐惧症、头部震颤、肌肉骨骼异常等，这些都将决定麻醉方式的选择。此外，还要评估患者的全身状态能否耐受手术过程。患者如存在无法耐受手术的全身疾病的风险，应去内科医生处做相应检查。

（二）视力检查

视力检查应包括当前屈光矫正下的远视力（记录当前矫正度数），如有可能，还应有近视力。

测量患者在明环境和暗环境下的视力很有必要，通常患者的视力是在眼科医生暗的诊室里测量的，这可能会减轻白内障所致的视力下降，因此在明亮环境下检测视力更为准确。同时远视力、近视力及当前矫正后的视力测量也是必需的，有助于人工晶状体（IOL）度数的预算及术后获得理想的屈光度数。

（三）最佳视远矫正视力测量

核型白内障常导致近视漂移，因此评估当前矫正视力和屈光度数的同时还需评估患者的最佳视远矫正视力和屈光度数。

（四）屈光参差度数评估

术前检查双眼屈光状态及度数，若双眼间存在屈光参差大于2.0屈光度，戴框架眼镜容易产生双眼融合困难，此时白内障手术提倡早做，以便于达到双眼的屈光平衡和双眼单视功能。

（五）必要时做眩光检查

眩光是对光线的主观视觉反应。若患者无明显眼病，在视网膜产生明适应之前，明亮的光线可导致不适的眩光，但这不影响视功能，当白内障形成时，入射光线在经过白内障时被分散，引起光散射，导致失能性眩光。在昏暗的环境下，白内障患者虽然有时可保持良好的视力，眩光会更明显。皮质和后囊膜下型白内障通常较易造成日间眩光，而核型白内障更倾向于发生夜间眩光。失能性眩光是白内障患者常见症状。

眩光检查设备利用眩光源检查患者在有、无眩光源两种条件下测得的视力有无差异，如有差异，则表明为失能性眩光。目前眩光检查仍无统一的标准，但失能性眩光与白内障的症状具有很好的关联性，因此眩光检查非常有用。

（六）瞳孔功能评估

白内障术前，瞳孔功能的评估非常必要。检查瞳孔直接和间接对光反应，是否存在相对瞳孔传入阻滞（RAPD，即 Marcus Gunn 瞳孔），当 RAPD 阳性时，说明该眼患有广泛的视网膜病变或者视神经病变。由于视网膜或视神经病变，RAPD 阳性的白内障患者术后视力提高有限，术前需要告知患者。

同时还要仔细检查患者在不同光线刺激下瞳孔的大小，这有助于 IOL 类型的选择。如小光学面的 IOL 则不适合植入弱光下瞳孔比较大的患者，否则患者会有眩光或幻影；而小瞳孔患者则不适合植入多焦点 IOL。此外，还要评估患者瞳孔能否被充分散大（特别是有糖尿病、瞳孔后粘连、剥脱综合征、全身服用过 α_1 受体阻滞剂或长期使用缩瞳剂的患者）。小瞳孔下行白内障手术会大大增加手术并发症的发生率，常需要使用瞳孔扩大技术或扩张器辅助手术。

（七）眼球集合和眼球运动检查

术前需要检查眼球集合和运动情况，异常的眼球运动提示可能存在引起视力差的弱视性斜视，术前须告知患者。如果患者存在因斜视导致的双眼融合问题，术后可能会有复视。如果术前患者白内障非常严重，术后视力提高的同时可能会伴有眼球集合困难。

（八）外眼检查（眼睑、睫毛、泪器、眼眶）

白内障手术前应评估患者的身体习惯，外眼和眼附属器有无异常，锁骨上过多脂肪、驼背、强直性脊柱炎、全身肥胖、头部震颤、眼球内陷、眉弓突出等都会影响手术方法的选择。同时，睑内翻、睑外翻、眼睑闭合异常及泪膜异常等均会影响眼表的功能，从而影响术后眼的恢复。严重的睑缘炎、酒渣鼻会增加术后眼内炎的风险，故需在术前予以干预治疗。此外，活动性的鼻泪管病变，特别是有过炎症、感染或阻塞病史的患者，也应及时治疗。

（九）眼压测量

眼压测量是白内障术前常规检查项目之一，尤其是青光眼患者，术前应尽量控制眼压，过高的眼压会增加术中急性出血的风险。

（十）裂隙灯检查

裂隙灯检查包括眼前段检查及散瞳后的晶状体、玻璃体、黄斑、周边视网膜和视神经。具体检查内容如下。

裂隙灯下需要检查患者是否患有影响手术或术后恢复的结膜病变；角膜上皮、内皮状况，角膜透明与否，角膜缘有无新生血管，既往角膜手术情况，这些关注点对角膜切口的选择、IOL 度数预算、预后评估等至关重要；检查患者的前房深度，浅前房可能合并有窄房角、小眼球、短眼轴、晶状体膨胀或者眼后段病变引起的晶状体虹膜隔前移等；同时术前房角镜检查可以排除房角异常，如周边虹膜前连、房角新生血管、动脉环突出等；使用三面镜检查还可评估外伤者或先天性晶状体脱位患者晶状体悬韧带情况；房角镜检查对于判断房角有无粘连、新生血管和后退相当重要。

裂隙灯下需要检查散瞳前和散瞳后的晶状体外观，如散瞳后可以更好地评估晶状体核硬度，且容易发现剥脱综合征的眼部体征，也更容易观察眼底红光反射情况，有助于进一步检查眼底病变。

散瞳后除了上述晶状体检查外，更易于观察晶状体悬韧带情况，晶状体偏离中心、晶状体震颤、晶状体赤道部至瞳孔缘距离增大等都提示晶状体悬韧带的异常。当手术发现这些情况时，即可以考虑选择适当的手术技术，如张力环或其他手术方式等。散瞳后检查黄斑、周边视网膜、视神经和玻璃体情况对评估术后视力恢复情况至关重要，尤其是黄斑病变的排查；检查周边视网膜是否存在玻璃体视网膜牵拉、视网膜裂孔和视网膜格子样变性，以便于术前及时治疗。

（十一）评估患者身心状况相关方面（即合作和平卧的能力）

术前不仅要评估患者的身体条件能否耐受整个手术过程，同时还要关注患者的精神因素，如患者是否存在服用违禁药物、精神异常等，这些因素的存在关系到白内障术后的视力能否按计划正常康复。

（十二）评估患者是否存在沟通障碍（语言和听力障碍）

患者若存在语言沟通障碍或者听力问题，为保证手术正常、安全进行，手术选择全身麻醉。

三、眼科辅助检查

新版PPP指出，术前眼科辅助检查不是特异性针对白内障，但可以有助于确定患者出现视觉症状的原因、视觉症状的严重程度及哪种伴发病可能导致了这些症状。对于大多数患者，通过比较裂隙灯的检查结果和患者的具体症状，眼科医生即可确定白内障是否是视力下降的原因。

有时，患者会有与白内障严重程度不相称的视觉症状。因此，新版PPP认为，单独的视力检查不能量化某些视觉症状，如因眩光和对比敏感度下降所致的视觉障碍。此外，新版PPP认为，在暗的检查环境下用高对比度、明亮照明的视标下检查视力可能会明显低估了在各种照明和对比度条件下的患者所体验到的视功能问题。因此建议，可以分别在室内照明开启和关闭的条件下测量视力，同时比较两种情况下的视力。

眩光检测可以确定患者在视野范围内光源刺激下的视力损害程度。白内障在明亮的环境下会产生严重的视觉障碍，如在白天明媚的阳光下或夜间迎面而来的汽车前灯照射下。有些白内障患者在暗的检查室内检查视力可能正常或接近正常，但这些患者在眩光源下重新测视力时，视力（或对比敏感度）可能会急剧下降。然而，新版PPP指出，眩光源下检查视力明显下降并不是白内障患者所特有，也有可能是继发于其他眼部疾病，如眼表疾病。因此，认为需要裂隙灯检查或检眼镜检查来确定眩光是否是由白内障引起。新版PPP指出，杂散光（或散射光）可以用来测量眩光，并可用于评估眩光的程度和白内障手术的适应证。

对比敏感度检查是使用不同对比度、不同亮度和不同空间频率的数字来测试患者对这些阴影细微变化的察觉能力，与Snellen视力检查相比，是一种更综合、更为耗时的视功能检测方法。对于主诉有视力下降同时有晶状体改变的患者，对比敏感度检查可能会显示出单纯用Snellen视力表检查视力所不能发现的显著的视功能下降。很多因素可以导致对比敏感度下降（同时伴有Snellen视力下降），因此该检查不是白内障导致视力下降的特异指标。尽管在过去的几年中对比敏感度检查方法取得很大进展，但新版PPP认为目前该检查仍然缺乏标准化和普遍接受的方法。

眼波前像差检查显示，即使是轻度白内障也可能与视觉像差明显增加相关，如晶状体本身存在的负球面相差可以和角膜本身存在稳定的正球面相差相抵消。一般在人的晚年，白内障的形成通常会引起眼球正球面相差增加，从而导致对比敏感度降低。这种现象可能解释了为何一些老年人晶状体轻度浑浊，最佳矫正视力（BCVA）相当好，却主诉视力障碍的原因。新版PPP认为，角膜像差的测量对IOL的选择非常有用，也有助于适宜的高端IOL的挑选。

当黄斑异常时，黄斑区域的前置镜和检眼镜检查不一定能预测黄斑的功能。新版PPP认为，潜视力检查有助于预测白内障术后的视力预后，为某些情况下提供了有用的信息；但视力低于20/100的白内障患者，潜视力检查就不可靠了。

主观潜视力检查包括潜视力计、激光干涉仪和激光扫描检眼镜。这些检查投射到视网膜上的图像均要通过晶状体相对透明的区域，要求患者辨认字母或图案。较新的仪器设备可能提供更为精确的潜视力评估。其他检查如潜视力针孔，要求患者通过近处的试镜框阅读明亮照明的近视力卡。这种针孔视力检查方法比需要技术依赖的潜视力计和扫描激光检眼镜更简单、更便宜。新版PPP指出，当眼部有其他并发症时，白内障术前远视力为20/100或更好时，潜视力计可以更准确地预测术后视力。

新版PPP还强调了泪液功能评估的重要性，认为泪河和泪液破裂时间（少于10s）的下降、泪膜中碎片、Schirmer试验显示基础泪液分泌值低、角膜上皮细丝或点状糜烂均是泪液功能异常的指征，可能会影响手术预后。

电生理检查（如视网膜电图和视觉诱发电位）是检测给予视觉刺激时的电反应，新版PPP指出，电生理检查可显示无法语言沟通患者的潜在视功能。

使用角膜内皮镜检查和角膜厚度测量来评估术前已知角膜内皮细胞病变患者的角膜条件在白内障术后是否能够保持透明。新版PPP认为，这些检查通常不是必需，但对角膜内皮细胞营养不良、既往眼内手术史或外伤所致的角膜内皮细胞功能可疑异常的患者可能有用。但新版PPP引用的数项研究表明，角膜内皮镜检查对预测白内障术后角膜能否保持透明的准确性相对较低。

虽然不是常规需要，使用角膜地形图或断层成像技术评估角膜轮廓可有助于确定角膜屈光力和形态的不规则性是否对视功能损害有影响。新版PPP认为，角膜轮廓检查有助于角膜规则散光和不规则散光的评估和处理，特别是在考虑使用高端IOL、行角膜缘松解术或行散光性角膜切开术联合白内障手术时。此外，Scheimpflug仪器可以评估角膜后表面散光。新版PPP认为其有助于散光矫正型人工晶状体（Toric IOL）的选择和散光的处理。角膜曲率测量是一种简单而有助于评估角膜表面不规则程度（如角膜上皮基底膜营养不良）的测量，这种不规则性可导致视力障碍。

新版PPP指出，即使直接检眼镜检查表明黄斑中央凹和周围区域看起来正常，在白内障手术前，光学相干断层扫描（OCT）和荧光素血管造影技术有助于评估黄斑中央凹的结构、确定是否伴有视网膜疾病及眼前段疾病，如后极性白内障的存在。

当严重白内障或其他屈光介质浑浊而无法检查眼后段或者无法证实眼内病灶、视网膜脱离或后葡萄肿时，新版PPP认为，B超是比较合适的检查方法。此外，视野、外眼照相和眼底照相及特定的色觉检查作为白内障术前常规检查并没有价值。

第三节　白内障的预防和非手术治疗

一、白内障的预防

年龄相关性白内障（ARC）是全球范围内首要的致盲性眼病。流行病学调查显示，50岁以上的人群中白内障的患病率高达39.9%～48.2%。目前，白内障可以通过手术治愈，但术中需要植入的折叠型IOL价格相对昂贵，对经济发展不平衡、地区差异大的中国来说，仍有部分地区经济落后，尚无条件接受手术治疗。任何能够部分降低白内障发病风险的预防措施都会产生巨大的公共健康效应，能够采取措施最大限度地保护患者的视功能、提高生活质量，对于减少患者、社会及国家的负担均具有重要意义。因此，白内障的预防与高危因素控制一直是各国学者关注的重点。新版PPP针对如下几个方面阐述了白内障的预防策略。

（一）吸烟是白内障的高危因素

新版PPP明确指出，吸烟与晶状体核硬化相关，且存在剂量效应；吸烟还能增加后囊膜下型白内障的风险，并在一定程度上与皮质型白内障相关。研究表明，既往吸烟者比现行吸烟者发生白内障的概率和白内障手术率均明显要低，重度吸烟者的风险可能持续数十年。因此新版PPP提出，应告知患者吸烟导致白内障的风险，并建议患者戒烟（Ⅱ＋，高质量，强烈推荐）。

（二）紫外线辐射可加速白内障的发生与发展

新版PPP提出，紫外线UVB辐射的终身累积暴露已被证实与晶状体浑浊有关。因此，PPP推荐使用遮阳帽和阻挡UV的太阳镜作为预防手段（Ⅱ－，高质量，强烈推荐）。

（三）微量元素对于晶状体可能存在一定的保护作用

新版PPP认为，饮食摄入和营养补给（包括各种维生素）对于白内障的预防和治疗几乎无作用。

由于目前的研究结论尚存在一定的矛盾，新版PPP特别指出，微量元素、复合维生素和矿物质补充剂在延缓ARC中的作用尚存在争议。

一项对随访2.1～12年，包含112 272例样本的9项临床试验的柯克兰评价发现，没有证据支持高剂量的维生素E、维生素C或β-胡萝卜素能够防止白内障的发生。一项对男性的观察性队列研究发现，高剂量的维生素C和维生素E能够增加ARC的风险。另一项对女性的队列研究发现，ARC与高剂量的维生素C相关。近期的一项随机临床试验发现，长期每天补充硒和（或）维生素E对ARC的发病可能没有大的益处。年龄相关性眼病研究2（AREDS2）的结果发现，日常补充叶黄素或玉米黄质并不能显著降低白内障手术率或视力丧失。很少有证据表明长期大剂量使用抗氧化剂能够延缓 ARC 进展。因此，新版 PPP 强调，目前仅有部分证据表明，复合维生素或矿物质补充剂可能降低核型白内障的风险。

新版 PPP 还补充了一些观察性研究表明，健康饮食与生活对于预防白内障的益处。在附录中概述了营养与白内障的相关研究：长期增加体力活动和锻炼可能降低白内障的风险，相反，低活动量或久坐则可能加速白内障的形成。

（四）部分药物的长期使用可导致白内障的发生及进展加速

长期使用某些药物或接触化学药物可致不同程度的晶状体浑浊，易引起白内障的全身使用药物有类固醇、氯喹、氯丙嗪等，局部使用的药物有糖皮质激素、碘磷灵、毛果芸香碱等，化学物质有三硝基甲苯、二硝基酚汞等。

1.新版 PPP 认为他汀类药物与白内障的关系尚存在争议

他汀类药物在心血管疾病一级预防中的应用与日俱增，考虑到心血管疾病的高发病率及维持一定视力对老年人的重要性，这个问题必须得到重视。现有一些研究认为，他汀类药物在延缓白内障的进展中有一定的作用，而有多项研究认为他汀类药物的使用会增加白内障的风险。最近的一项 meta 分析总结了 14 项有关他汀类药物与白内障关系的研究，认为他汀类药物在延缓白内障的进展中有一定的作用。与上述研究结论相反的研究表明，他汀类药物的使用会增加白内障的风险，而这些研究均未被纳入上述 meta 分析中。因此，新版 PPP 指出，迄今为止关于他汀类药物与白内障的关系尚有争议。

2.激素的长期使用可导致白内障的发生及进展

白内障通常见于较长时间全身或局部应用激素的患者，尤其是全身应用激素，通常患者都会有半年以上使用激素的历史。以往研究普遍认为，长期吸入或口服糖皮质激素的患者，其发生白内障的风险大大增加。但新版 PPP 特别指出，鼻部糖皮质激素的使用相对不易引起白内障的进展。

3.药物性白内障的预防与治疗

新版 PPP 指出，药物性白内障的预防与治疗应注意以下几点。

（1）注意合理用药，如长期接触一些可能致白内障的药物和化学药品，应定期检查晶状体。

（2）如果发现有药物性白内障，应停用药物，脱离与化学药品的接触。

（3）当药物性白内障明显影响到工作和生活时，应行白内障手术治疗。

二、非手术治疗

手术是目前白内障的主要治疗方式。ARC 作为首要致盲性眼病，手术仍然是目前唯一有效的治疗手段。新版 PPP 再次强调，对视力影响显著的白内障首选手术治疗。

（一）白内障的早期表现

（1）无痛无觉的进行性视力减退。

（2）近视度数加深，需要经常频繁更换眼镜。白内障发生初期，因晶状体凸度加大，故而形成近视。

（3）单眼视物重影，眼前固定黑影，视物发灰、发暗及怕光等症状。白内障的病程往往较长，视力的下降存在一个相对缓慢的过程，因此，在白内障发病早期，合理的非手术治疗对于暂时性维持患者的有效视力、保障患者生活质量尤为重要。

（二）白内障的非手术治疗

新版PPP特别提出，目前尚无药物能够消除现有的白内障或延缓其进展。眼科医生应告知患者目前尚无足够有效的药物能够治疗白内障。白内障的预防对于延长患者有效视力、减轻家庭及社会负担具有重要意义。因此，为患者提供合理的预防措施咨询、对患者的日常生活进行健康指导是十分重要的。

新版PPP提出的非手术治疗包括以下内容。

（1）为患者提供白内障相关视觉症状的咨询，解释视力下降的诱因及开具新眼镜以矫正晶状体导致的屈光不正。

（2）在某些情况下手术可以延迟，可使用散瞳剂来缓解位于视轴中心小范围的白内障，但要注意散瞳剂可能诱发青光眼的风险。

（3）给单眼白内障导致症状性屈光参差的患者在视力显著减退前开具接触镜处方。

（三）重视患者的健康指导

新版PPP强调，患者可以通过减少暴露于已知的危险因素，例如通过戒烟或控制糖尿病来减少白内障的发生或发展风险；而医生的建议是患者戒烟的重要动力，白内障能够给眼科医生一个机会讨论戒烟对于眼部乃至全身健康的益处。应告知长期口服和吸入糖皮质激素治疗的患者其白内障形成的风险增加，可考虑采用激素可替代疗法。宽边太阳帽和阻断紫外线的太阳镜对于降低白内障形成的风险虽然尚无定论，但新版PPP认为可作为合理的防护措施。

第四节　白内障的手术治疗

一、手术方案的确定

随着白内障手术技术的发展，在常规切口白内障超声乳化手术基础上发展出了微切口手术，近年来出现的飞秒激光辅助白内障超声乳化手术、术中导航等新技术更为精准屈光性白内障手术的实现提供了强大保障。功能性人工晶状体（IOL）的不断推陈出新，一定程度上满足了人们日益增高的术后视觉需求。如何以精准测量、精准计算为基础，结合患者的视觉需求，制订与之匹配的白内障摘除手术技术及人工晶状体植入方案，也随之成为精准屈光性白内障手术规划的核心环节。

（一）白内障摘除手术技术方案

1.常规白内障超声乳化手术

主切口2.75～3.0mm的同轴白内障超声乳化手术是目前国际上常规的白内障超声乳化手术技术，可以在表面麻醉下施行，具有碎核效率高、手术时间短、矫正少量角膜散光、术后视力恢复快、眼内炎症反应轻等优点。适用于Ⅰ～Ⅳ级核硬度的白内障，尤其适用于核较硬或需要矫正少量角膜散光的患者。对于Ⅴ级核硬度白内障、角膜内皮细胞密度低于1 000/mm²、富克斯角膜内皮营养不良或晶状体悬韧带离断范围大于180°等情况，需视个人技术水平评估来决定是否实施。

对于角膜内皮细胞密度低于 1 000/mm² 的患者，可以联合使用弥散型黏弹剂和内聚型黏弹剂。撕囊前先往前房注入弥散型黏弹剂，再往前囊膜表面注入内聚型黏弹剂，弥散型黏弹剂可被涂布于角膜内皮层，超声乳化过程中不易被液流冲走，保护角膜内皮。角膜内皮细胞密度过低的患者不建议行常规白内障超声乳化手术。

2.微切口白内障超声乳化手术

微切口超声乳化手术是指主切口≤2.0mm 的白内障超声乳化手术技术。与常规超声乳化白内障手术相比，它能有效减少手术源性散光（SIA），且术后散光状态稳定更早，对术后视力早期恢复具有优势。如果患者符合常规白内障手术入选标准，且为Ⅴ级以下核或尽量不改变角膜形态，可考虑使用。

（1）同轴微切口白内障超声乳化手术：Infiniti 和 Centurion 超声乳化仪采用外径 0.9mm、内径 0.6mm 的乳化针头，改良的薄壁硅胶袖套，可以通过 2.0mm 切口完成同轴微切口白内障超声乳化手术。Stellaris 超声乳化仪可以通过 1.8mm 切口完成手术。与常规白内障超声乳化手术相比，除了微切口撕囊技术之外，同轴微切口超声乳化手术不需要改变其他手术技术，学习曲线短。

（2）双手微切口冷超声乳化手术技术：2001 年白星技术采用 20G 穿刺刀制作两个 1.4mm 的透明角膜切口，灌注与抽吸分开，采用微脉冲技术，在保持一定的碎核效率的同时减少产热，减轻对切口的烧伤。

然而，双手微切口超声乳化手术的两个切口易漏水，前房稳定性欠佳；从同轴 3.0mm 切口转变为双手微切口的学习曲线较长；很少有与 1.4mm 切口匹配的 IOL。这些因素限制了双手微切口超声乳化手术的发展。

3.飞秒激光辅助白内障超声乳化手术

飞秒激光辅助白内障超声乳化手术可以精准地完成透明角膜切口、AK、切囊和预劈核等操作，如果患者符合常规白内障手术的入选标准，且睑裂大小适合、眼部无影响飞秒激光传递的情况、经济条件允许，可以考虑使用。尤其适用于以下情况。

（1）需要安全精准地实现特定大小的居中连续环形撕囊。尤其适用于浅前房、白色白内障、晶状体不全脱位或者拟植入功能性 IOL 的患者。飞秒激光可以精准地制作所需的前囊切口，且不扰动眼内组织，保障手术安全性。居中的前囊口可以减少 IOL 的偏心和倾斜，确保术后有效的 IOL 位置，术后屈光状态预测性好。

（2）需要减少超声能量，减轻角膜内皮损伤。尤其适用于硬核或者角膜内皮细胞密度低的患者。飞秒激光预劈核可以节省 30%～100% 的超声能量。

（3）提高角膜切口制作精准性，包括制作主切口、侧切口和 AK，可以根据需要，在透明角膜的任意方位和位置制作切口，实现切口的长度、宽度和深度精准可控。

飞秒激光辅助白内障超声乳化手术的禁忌证除常规白内障手术的之外，还包括：①无法配合完成飞秒激光操作，包括明显的眼球震颤、帕金森病、精神疾病等；②睑裂过小或眼睑肥厚，无法置放激光接口；③翼状胬肉肥大或者侵犯近角膜中心，影响飞秒激光传递；④薄壁的青光眼滤过泡或前巩膜葡萄肿易致破裂；⑤大片角膜白斑影响激光传递或角膜全层伤口易致渗漏；⑥瞳孔区机化膜或瞳孔不能散大超过 4.0mm；⑦前房积血或者硅油等影响飞秒激光传递；⑧严重的晶状体脱位导致无法扫描。

4.散光的手术矫治

术前角膜存在规则性散光，预期术后散光≥0.75D，可考虑在白内障手术的同时进行干预，方法除了切口的SIA之外，还包括手工或激光AK或者LRI、散光矫正型人工晶状体（Toric IOL）。

对于存在少量散光的患者可以选择在角膜陡峭子午线方向上做主切口来矫正。颞侧透明角膜切口SIA在1.8mm切口约为0.29D，2.2mm切口为0.31~0.40D，3.0mm切口为0.50~0.70D。通过主切口的SIA来矫正角膜散光的能力有限。如果SIA过大，可导致明显的彗差，影响视觉质量。对于角膜散光的区域分布均衡的患者，可以选择AK或LRI来矫正。AK最多可以矫正约3.00D散光，过大则可能引起偶联比失衡，影响角膜高阶像差和术后屈光状态预测性。AK和LRI的预测性与角膜厚度测量和手术医师操作有关。飞秒激光系统通过联机角膜地形图数据可以提高AK的精准性。

Toric IOL植入矫正散光通过特定的计算软件设计手术方案，预测性好。可能发生轴向旋转，导致矫正不理想。

5.切口设计

理想的白内障手术切口应具有以下5个特点：①在手术过程中保持眼内液流稳定；②无切口渗漏；③不增加角膜散光；④术后无疼痛；⑤不会产生瘢痕而导致眩光。

设计切口时主要要考虑以下7个方面：①角膜散光情况；②眼窝深浅、睑裂大小；③角膜内皮情况、眼压的高低及虹膜的张力；④服药史，如抗凝药物（华法林、硫酸氢氯吡格雷片、阿司匹林）、抗前列腺肥大药物（盐酸坦索罗辛）等；⑤既往是否行角膜移植手术、近视激光矫正手术（RK、LASIK）或小梁切除术；⑥人工晶状体植入对切口的要求；⑦刀的锋利程度。

切口设计的要素主要包括位置、方位、大小和平面构筑。

（1）切口位置：分为巩膜、角巩膜、透明角膜隧道切口。切口位置对SIA的影响：透明角膜隧道切口＞角巩膜隧道切口＞巩膜隧道切口。

1）透明角膜隧道切口：制作容易、省时，不损伤结膜和巩膜。常规采用三平面切口以保障切口的水密性，减少眼内炎的风险。主切口方位可以选择在最大角膜散光方向上，通过切口可以松解少量角膜散光，提高术后的裸眼视力。适合于小梁切除术后患者，术后外观良好，无"红眼"现象。但是不适合于周边角膜变性、角膜移植及角膜放射状切开术后的患者。缺点是切口愈合时间长、异物感。

2）角巩膜隧道切口：切口位于角膜缘的蓝线位置，兼顾透明角膜切口的省时和巩膜隧道切口的安全性，同时减少术源性散光。需要注意的是，超声乳化针头通过切口时可能出现球结膜水肿。

3）巩膜隧道切口：自闭性最好，超声乳化过程中切口热损伤风险较低。可以避免与RK或LASIK等角膜屈光手术的切口重叠。尤其适用于合并角膜病变（如角膜移植术后、周边角膜变性等）的患者。但是制作上方切口时易受眉弓、眼眶和睑裂等解剖因素的影响，术后会出现结膜下出血（"红眼"），可能引发患者的抱怨，不适用于结膜滤过泡和服用抗凝药的患者。

（2）切口方位：不同方位的透明角膜切口对SIA的影响：鼻侧＞上方＞鼻上方＞颞上方＞颞侧。2.8mm透明角膜切口的SIA，颞侧术后1个月是1.00D，术后3个月为0.77D；上方术后1个月为1.65D，术后3个月为1.29D。对于拟植入Toric IOL的病例，推荐在固定方位做固定大小的透明角膜切口，以稳定SIA这个变量，散光矫正更精准。

（3）切口大小和平面构筑：1.8～2.0mm为微切口。超过2.0mm为常规切口。对于拟植入Toric IOL的病例，推荐微切口，因为微切口对角膜形态的改变更小，SIA小且相对稳定，术后散光矫正的可预测性更好。制作1.8mm微切口时，可以选择做两平面，以减少术中操作时器械对切口的牵拉。

6.切口标记

卧位比坐位时的眼球旋转平均为4.1°±3.7°，8%旋转超过10°。因此，拟植入Toric IOL或者AK时，需要标记透明角膜切口方位、Toric IOL方向或角膜弧形切口方位。切口标记方法包括手工标记方法和导航标记方法。

（1）手工角膜方位标记方法常采用坐位裂隙灯标记方法，主要步骤如下。①在散瞳前标记，准备无菌1mL注射器和标记笔。间隔3min，给予患者滴两次表面麻醉剂。②确保裂隙灯竖直。患者下颌和前额分别紧贴颌托和额靠，双眼外眦部连线与裂隙灯竖杆上的定位标记对齐，注视远处。③采用水平14mm长的最窄光带，通过瞳孔中心。水平横向移动光带，在双眼往返数次，如果位置正确，光带应通过双眼瞳孔中心。④用无菌1mL注射器的针尖，在光带所处的3点、9点钟位的角膜缘处上皮轻轻划横线，可再用标记笔分别涂色。接下来患者可以散瞳，冲洗结膜囊，等待手术。⑤术中基于水平标记，根据拟定的角膜切口方位和Toric IOL，在眼内的方向标记对应的角膜方位。

也有尝试一步标记法，即直接使用裂隙灯标记Toric人工晶状体计划植入方向，但对医师的技术经验和患者配合程度有一定要求，否则误差大。

（2）导航方位标记方法，详见本节"二、手术方案的精准执行"下的（四）导航辅助手术。

7.导航辅助手术

导航辅助白内障手术是指在白内障手术中（包括飞秒激光白内障手术），采用导航系统识别眼前节高清数字化图像中的生物学特征，如虹膜纹理、结膜和巩膜的血管走行等，从而实现术中自动、持续、实时的眼位追踪和定位，并提供视觉参照来帮助精准完成角膜切口（包括AK）、撕囊、人工晶状体位置调整。以下两种情况可以考虑选择导航辅助白内障手术。

（1）患者由于各种原因未选择飞秒激光白内障手术，希望提高关键手术技术的精准性。

（2）患者已经选择了飞秒激光白内障手术，由于散光矫正或功能性人工晶状体植入的需要，希望增强切口制作方位的精准性和切囊的居中性，进一步提升手术的精准性。

目前应用于白内障手术的导航系统主要包括Verion、CallistoEye、Truevision和Intelliaxis。导航系统的功能构成主要包括眼生物测量、手术计划系统和手术定位导航系统。

导航辅助白内障手术不仅可以提高切口制作方位的精确性、撕囊的居中性和大小可控性、Toric IOL术中定位的精准性，确保手术的一致性，还具有最大限度地减少数据抄写错误、减少Toric IOL术前规划时间等优势。

导航系统的缺点是可能出现地形图像匹配（比对）失败。角巩膜缘的血管在眼睑闭合或使用了交感神经药物而收缩时会发生地形改变，虹膜地形在散瞳与未散瞳时是不同的，手术中结膜下液体或出血可改变结膜血管地形，这些情况均可能导致比对失败。

（二）人工晶状体植入方案

1. 人工晶状体的屈光度数选择

人工晶状体的屈光度数选择需要综合考虑患者的年龄、职业、生活习惯、过去戴镜史及对侧眼的屈光状态来选择。为避免术眼向远视方向偏离，一般会选择预留−0.50D左右。

高度近视患者习惯于近距离视觉清晰的状态，如果平时未戴镜或者是明显欠矫状态，那么目标屈光度数应为−3.00～−5.00D；如果平时是全矫状态，手术前可以根据患者的视觉需求设计术后为正视状态或者预留一定度数的近视。

对于从事运动工作或者户外活动多的人，应选择使其术后达到正视的IOL屈光度数。对于从事近距离工作多的人，如果选择传统单焦点IOL，经充分沟通后可以保留一定度数的近视。

对于角膜屈光手术后的患者，需要精准的术前测量，选择合适的IOL屈光度数计算方式，并根据患者的实际视觉需求来选择预期术后屈光状态。

对于有晶状体眼人工晶状体手术后的患者，采用IOL Master测量不影响眼轴的准确性，可以直接计算所需的人工晶状体屈光度数，无须额外校正眼轴。

无论术后正视或近视，必须维持双眼单视，两眼屈光参差一般不超过1.50D。Mono - vision或者minimonovision机制是双眼间的模糊抑制，可能会影响患者的立体视觉，不是所有的患者都能够接受，术前要与患者充分沟通或者给予框架眼镜试戴，以在一定程度上模拟术后状态。

2. Toric人工晶状体

角膜散光是白内障术后裸眼视力不佳的重要因素之一。对于预期术后规则散光≥0.75D的患者，可以考虑在白内障手术同时联合植入Toric IOL以矫正散光。翼状胬肉切除术后存在的散光至少需要观察1个月，再决定是否植入Toric IOL。角膜明显不规则散光、非囊袋内植入、悬韧带明显异常者不建议植入Toric IOL。

3. 非球面IOL

对于大瞳孔状态下（如昏暗环境、有雾或者夜间驾车等）视觉质量要求高的患者需要考虑植入球差与角膜匹配的IOL。白内障人群的角膜球差分布范围大，没有哪一款球面或非球面IOL能满足所有人的需求，临床上根据患者的角膜球差来个性化选择球面或非球面IOL。第一、二代非球面IOL对眼内的居中性要求高，如果存在明显偏心或者倾斜，不但非球面的作用会消失，还会引入更大的彗差等高阶像差。非球面IOL通过减少术后全眼球差来改善视觉质量，但是会缩短焦深，临床上需要根据患者的视觉需求来个性化地选择。

4. 多焦点IOL

多焦点人工晶状体可以在一定程度上改善患者的全程视觉表现。对于有全程视觉需求，且眼部条件合适、经济条件允许、积极型心理的患者，可考虑选择多焦点IOL。需要重视角膜的球差、彗差等高阶像差，kappa角或alpha角，个性化选择多焦点IOL。

对于以下情况的患者，需要慎重或不建议选择多焦点IOL。

（1）影响视觉的明显的黄斑病变、青光眼等眼部病变。

（2）预期术后规则散光＞0.75D且未有效矫正。

（3）明显的角膜不规则散光或角膜屈光手术后像差恶化。

（4）瞳孔直径过大或过小。

（5）严重干眼。

（6）从事精细近距离作业，对近视力要求高。

（7）经常夜间驾车者。

（8）主视眼已植入单焦点 IOL，另一眼原则上不推荐多焦点 IOL。

（9）术中出现并发症（如前囊膜撕裂、部分悬韧带离断、后囊膜破裂等）影响 IOL 的定位。

（10）消极型心理。

5. Toric 多焦点人工晶状体

对于预期术后规则散光＞0.75D，但是其他条件均符合多焦点 IOL 的患者，可以考虑选择 Toric 多焦点 IOL。目前国内市面上的 Toric 多焦点 IOL 有以下几种。

（1）ReSTOR Toric 系列，前表面是阶梯渐进衍射式非球面设计，后表面是环曲面设计。角膜规则散光矫治范围 0.75～3.00D。近附加有＋3.00D、＋2.50D。

（2）ZMT 系列，前表面是环曲面非球面设计，后表面是全光学面衍射设计。角膜规则散光矫治范围 1.00～3.00D。近附加＋4.00D。

（3）LS-313MF30T 系列，前表面是区域折射设计，后表面是环曲面非球面设计。角膜规则散光矫治范围 0.75～4.50D。近附加为＋3.00D。

6. 多焦点人工晶状体混搭植入

考虑到不同多焦点 IOL 的全程视力表现不同，为了满足患者对远、中、近距离的需求，特定情况下可以考虑双眼植入不同近附加度数的多焦点 IOL，即混搭植入，形成所谓的混搭视觉。

术前需要明确主视眼。推荐主视眼植入视远或中距离为主的多焦点 IOL，非主视眼植入视近为主的多焦点 IOL。例如，主视眼植入 ReSTOR＋2.50D 多焦点 IOL，以远和中距离视觉为主；非主视眼植入 ReSTOR＋3.0D 多焦点，以视近为主；当双眼同时注视时可以达到一定程度的远、中、近全程视力。

混搭植入的特殊情况是一眼已经植入单焦点 IOL，患者为了改善全程视力而强烈要求另一眼植入多焦点 IOL。这时必须同时具备以下两点。

（1）植入单焦点 IOL 的眼为主视眼。

（2）患者充分知情植入多焦点 IOL 的眼可能出现光干扰现象，多焦点 IOL 与单焦点 IOL 混搭植入对于近视力改善有限，长时间近距离用眼时还需要戴近附加眼镜。

二、手术方案的精准执行

对于精准屈光性白内障手术来说，再好的手术方案，如果没有精准地被执行，其结果也只能是纸上谈兵。因此，手术方案确定之后，需要精准执行切口、撕囊、核处理、人工晶状体植入等关键技术，同时可考虑借助飞秒激光、导航技术等辅助手段以进一步提高手术执行的精准度。此外，还要求对术中可能出现的并发症及应急预案做到胸有成竹，沉着应对，才能确保精准屈光性白内障手术的疗效。

（一）白内障超声乳化手术关键技术

1.切口制作

透明角膜主切口通常采用三平面构筑，平整、密闭。一般超声乳化术采用双手法，在主切口垂直方向作平行于虹膜面的角膜侧切口，内口宽0.5～1.0mm。

对于植入Toric人工晶状体的患者，在术中需要基于术前角膜方位标记，采用定位器标记切口方向和IOL对准的方向。也可采用导航仪在术中定位。

角膜切口的构造是导致不同术源性散光的最主要因素，不同位置、大小、形态及刀具的锋利程度会导致不同的术源性散光。术者需要根据自己的习惯和特点计算出自己的个性化术源性散光。精准屈光性白内障手术一般应尽可能选择较小的切口，尽可能减少切口对角膜形态的不良影响，采用习惯的刀具和切口位置，明确自己的个性化术源性散光值并确保相对稳定，以提高术后屈光状态预测的准确性。

2.撕囊

连续环形撕囊口直径主要取决于人工晶状体光学部直径和袢型。一般要求撕囊口直径小于IOL光学部直径约0.5mm，以利于囊口边缘全周覆盖IOL光学面。4C原则有助于IOL居中固定，为IOL发挥预期光学功能提供保障，并可使IOL光学部在最佳状态下顶压后囊，减少后发性白内障的发生。

但若悬韧带薄弱、松弛或部分离断，则撕囊口直径可略大，以尽可能减轻在囊内超声乳化或旋核时对悬韧带的牵拉损伤。

3.核处理

晶状体核的处理可采用拦截劈核技术，先在核块中央雕刻出一条深约3/4晶状体厚度、长约5.0mm的沟槽，将核一分为二掰开，使两个核块相对游离，再旋转核分别握持、劈开、碎核。

技术熟练的医师可采用水平乳化劈核技术，将超声乳化针头从切口下前囊口前埋入晶状体核内部，将劈核钩从主切口对侧前囊膜下滑过晶状体核表面揽住核的赤道区，劈核钩与超声乳化针头对向水平用力将核劈开，然后旋转核，分别劈开、碎核。与拦截劈核技术相比，水平乳化劈核技术耗时短、能量释放少、切口热烧伤轻。

根据超声能量的释放模式，可分为连续、脉冲、爆破等模式。脉冲和爆破模式添加了工作间歇，与连续超声能量释放模式相比，明显减轻了对核块的斥力及切口的热烧伤。

根据超声乳化针头的运动方向，可分为纵向、横向及混合模式。横向模式实现超声乳化针头连续工作，大大减少了对核块的斥力，同时最大化针头在针尖处运动，最小化针头在切口处运动，既提高了碎核的效率，又减少了切口处产热，大大减轻了切口热烧伤。根据手术核硬度不同，可选择让超声乳化针头进行单一纵向模式、单一横向模式或者两者交替结合模式工作。对于软核可以选单一横向模式。如果核硬，建议选择两者交替结合模式，增大超声乳化效率，减少排斥力，减少热损伤，达到在术中实现精准操作的目的。

4.抛光

晶状体囊膜抛光的目的是机械性地清除晶状体上皮细胞，即利用抛光针头在囊膜表面的机械摩擦，破坏囊膜上的上皮细胞，促使其脱落、变性、坏死，以减少术后炎性反应及后发性白内障形成。在植入Toric或多焦点人工晶状体时，后囊膜的透明性至关重要。

后囊膜抛光时需要维持手术显微镜的清晰聚焦，同时注意以下主要执行细节。

（1）注吸头抛光法设置低负压值（5～15mmHg）和低流量（5～10mL/min），抽吸孔直径≤0.3mm，抽吸孔始终朝上或者侧面，尽量避免朝下。

（2）抛光器抛光法黏弹剂维持空间，抛光器保持在同一平面做往复运动，角度太大容易损伤后囊膜。

抛光操作中要密切观察后囊是否存在阻挡器械运动的障碍或是否有皱褶的形成，以确保后囊膜完整。

精准屈光性白内障手术的抛光需要尽可能彻底地清除所有残余皮质，保持囊膜透明性，特别是后极部。在植入 Toric 人工晶状体时，可以不进行前囊膜抛光，以利周边前后囊膜粘连，防止人工晶状体旋转。

（二）人工晶状体植入

国内现有的功能性人工晶状体（Toric IOL、非球面 IOL、多焦点 IOL、拟调节 IOL）均需囊袋内植入。撕囊口边缘要360°覆盖 IOL 光学部边缘约0.5mm。术中 IOL 袢完全展开，彻底清除 IOL 前后的黏弹剂。

对于 Toric 人工晶状体，如果采用手工定位方法，可根据术前的角膜水平标记，在术中使用角度定位器在角膜缘标记 Toric 人工晶状体计划放置的方向。

如果采用 LensAR 飞秒激光系统的 Intelli-axis 方法，可在飞秒激光操作的时候即在前囊膜上标记 Toric 人工晶状体计划放置的方向。

如果采用导航角膜定位方法，术中比对成功之后，实时追踪眼部地形特征，显示 Toric 人工晶状体计划放置的方向。

对于非平板型的 Toric 人工晶状体，经主切口植入人工晶状体之后，顺时针旋转人工晶状体上的方向标记至距离角膜或前囊膜方向标记约20°的位置，去除黏弹剂后再将人工晶状体上的方向标记旋转至角膜或前囊膜方向标记位置。水密后，轻压人工晶状体，解除 IOL 与前囊口夹持，尽量使 IOL 与后囊膜完全贴附，人工晶状体上的方向标记与角膜或前囊膜方向标记精准对齐。去除开睑器后再次检查前房深度和人工晶状体位置。

如果选择平板型的 Toric 人工晶状体，经主切口植入人工晶状体之后，可直接将人工晶状体上的方向标记与角膜或前囊膜方向标记对齐，之后的手术操作中如果发现方向有偏位，可根据情况顺时针或逆时针旋转人工晶状体来再次调整对齐方向。

对于功能性人工晶状体，手术结束时应让患者注视显微镜的同轴灯，观察 PurkinjeⅢ、Ⅳ像是否落在人工晶状体的中心，如果是，则说明人工晶状体的中心基本位于视轴。

（三）飞秒激光辅助白内障超声乳化手术

确定了飞秒激光辅助白内障超声乳化手术方案之后，需要关注飞秒激光白内障手术的关键环节和关键技术，并严格按照标准去执行，才能充分发挥出飞秒激光白内障手术的精准特性，为精准屈光性白内障手术的高质量开展保驾护航。

1.飞秒激光操作的执行

（1）飞秒激光系统的选择：根据患者的眼部情况决定采用非接触式或者接触式飞秒激光系统。如果患者存在角膜基质皱褶或内皮赘疣，或者明显的青光眼性视野缺损，建议采用非接触式飞秒激光系统，以减少激光散射和眼压升高。

（2）术前准备：患者在术前2d开始术眼滴用普拉洛芬等非甾体类滴眼液，每天4次，以减少飞秒激光操作导致的瞳孔缩小发生。术前1h开始滴用复方托吡卡胺滴眼液以充分散大瞳孔。结膜囊冲洗后等待飞秒激光手术。手术正式开始之前滴用1次表面麻醉剂。

放置飞秒激光接口之前核查患者信息和激光参数，调整好头位和眼位，再次向患者介绍注意事项以配合手术。

（3）激光接口的连接：以角膜为中心置放飞秒激光接口，启动负压吸引，固定眼球成功后快速开启扫描。负压吸引和固定的操作时间越短，意味着需要患者配合的时间就越短，配合越好，手术越精准，失吸或者结膜下出血等并发症的风险也就越小。扫描过程中密切注意图像质量和眼部结构的形态细节，拟好处理计划。

（4）切囊：飞秒激光切囊时的中心点需要根据机器的技术参数和瞳孔大小来选择。如果机器有角膜地形图联机功能，瞳孔也足够大，则选择以视轴为中心。如果瞳孔欠大，则选择以瞳孔为中心，原则为切囊边缘到瞳孔缘的距离保留至少0.5mm的安全范围（不同机器可有不同）。

前囊膜切开口的直径需要根据机器特性、患者眼部特点、人工晶状体情况而设定（4.5～6.0mm），原则为360°覆盖IOL边缘0.5mm，例如对于Ⅳ级核以下的年龄相关性白内障患者，拟植入光学部直径6.0mm的C形或L形袢人工晶状体，一般建议选择直径为5.2mm；白内障核较硬或拟植入光学部直径6.0mm的闭合袢或平板型人工晶状体的，设置直径为5.4mm。切囊的激光能量和点线距参数可根据囊膜的具体情况而微调。

（5）核处理：飞秒激光预劈核需要根据机器特性、患者眼部情况来设置参数。对于角膜内皮细胞密度低或者Ⅳ级及以上硬核白内障，采用全能量的格栅切（芒果切）。对于Ⅲ级核白内障，采用中等能量的十字切、米字切。扫描时发现后囊膜不清晰时，可调小劈核深度，一般选择2mm深度。后极性白内障由于担心飞秒激光核处理后的气泡可能撑破后囊膜，不建议使用飞秒激光预劈核。

手术医师可以根据以上情况事先设定不同操作模式，以方便手术时快速调用模式进行个性化操作，节省手术时间。LensAR飞秒激光系统能够自动侦测白内障核硬度，并根据分析结果自动调用手术医师事先规划的个性化模式，更加智能化和便捷。个别机器的核处理步骤在切囊之前执行。

（6）透明角膜切口：飞秒激光制作透明角膜切口建议设置成三平面或两平面，以提高切口的自闭性。若由于老年环或其他角膜浑浊的原因导致角膜切口位置明显靠近角膜中心，可放弃该切口，改用手工切口。如果采用飞秒激光制作AK，或者其他矫正角膜散光手术方式，需要根据矢量计算选择角膜切口的方位，以免影响散光矫正的预测性。

2.超声乳化操作的执行

完成了飞秒激光操作之后，开始后续的超声乳化手术。以下几点需要特别注意。

（1）消毒：如果飞秒激光操作不是在无菌条件下施行，则在超声乳化手术开始之前需要按照常规白内障手术的消毒要求进行消毒。

（2）角膜切口：飞秒激光制作的角膜主、侧切口一般不会贯穿角膜上皮层，眼球仍保持密闭性。需要使用钝铲刀将飞秒激光处理过的角膜切口分离后打开。分离时注意按照切口平面构筑的方向去分离，切忌单一方向暴力分离，以免引起角膜后弹力层脱离。对于飞秒激光制作的AK切口，由于胶原组织并未被彻底离断，所以需要将其钝性分离，以确保散光矫正效果。如果由于各种原因飞秒激光未能成功制作切口，可改用手工方法制作角膜切口。

（3）去除切开的前囊膜：在去除前囊膜之前，使用适量的黏弹剂压平前囊膜，务必要判断前囊膜是否360°完全切开、游离。如果飞秒激光切开的前囊膜已经完全游离，可以通过镊子夹出前囊膜，或者用超声乳化针头直接吸除；如果前囊膜切开是不完全的，还存在部分组织连接，则必须用撕囊镊沿着切囊的轨迹环形撕除未切开部分的囊膜，切忌此时直接去夹除或吸除前囊膜，以免引起囊膜裂开。

（4）水分离：水分离之前应判断飞秒激光产生的气泡是否有引起囊袋阻滞的风险，如果是，则轻压晶状体周边部，使其倾斜，将气泡赶出。为了避免注射过多的液体进入囊袋内，使已经被气泡撑大的后囊压力急剧上升发生破裂，应采用多点少量水分离。注水针头应紧贴前囊，切勿沿着被飞秒激光切除的皮质下缘进针注水。水分离之后，应轻压旋转晶状体核将气泡赶出。

（5）核处理：对于Ⅳ级核硬度的，由于飞秒激光已经预劈核，超声乳化针头只要稍微握持住核块即可轻松分开核块。切忌动作过猛过快，以免超声乳化针头埋核骤然过深而击破后囊膜。对于硬核，飞秒激光预劈核并不能对晶状体核进行完全的切割，仍会存在组织间连接，因此需要用劈核器完全分离核块，以最小的超声能量进行安全有效的超声乳化。

（6）皮质吸除：因为飞秒激光切囊时顺带将囊口下相邻的皮质也切除，所以切缘下方的皮质也形成了光滑的切缘。在吸除皮质时，需要将I/A针头置于皮质切缘下方去吸除皮质。

（四）导航辅助手术

导航辅助白内障手术与常规白内障手术相比，在技术细节上存在一些不同。需要熟悉这些特点，并落实到手术技术方案的执行中，进一步提高精准屈光性白内障手术方案执行的精准性。

导航系统需要在术前捕获眼部数字化参照图像，包括巩膜血管、角膜缘和虹膜标记等"眼指纹"，用于术中对眼部进行匹配、追踪和定位，帮助精准完成关键手术技术。因此，要确保术前图像检查质量，获得相关必要的参数数据。推荐术前在角膜缘水平位置做标记，以用于万一在手术中导航比对失败后的补救。

比对这一步的精准执行对于导航手术至关重要。通过将手术显微镜采集的术眼图像（仰卧位）与术前标记的眼前节图像（坐位）匹配，以眼表血管、虹膜纹理为主要标志物进行匹配，精准确定水平参考轴及视轴中心点，不会被卧位眼球旋转影响。

比对成功之后，导航系统会按照术前计划的要求实时显示角膜切口方位。手术医师按照方位标记制作角膜切口。

撕囊时，导航系统实时投射撕囊辅助环。手术医师沿着辅助环的轨迹撕囊，完成符合4C要求的撕囊。

植入Toric IOL时，导航系统实时投射人工晶状体的中心定位目标和轴位参考线。手术医师调整Toric人工晶状体的轴位标志，与导航系统投射的轴位参考线对齐，确保人工晶状体的散光轴向放置在规划的方位；同时确认人工晶状体的中心与导航提供的中心定位一致，确保人工晶状体的居中性。部分导航系统还可以结合角膜曲率或像差，在术中评估患者术后的散光状况。

（五）应急方案

完美的手术是实现精准屈光白内障手术的基础，但是只要是做手术，就会有出现术中并发症的可能，如何进行及时、合理、有效的应急处理就至关重要。

1.后囊膜破裂

术中出现以下征象，提示发生了后囊膜破裂。

（1）前房突然加深。

（2）瞳孔突然缩小或变形。

（3）晶状体核的沟槽基底部红色反光异常增强。

（4）核向一侧倾斜或有下沉趋势。

（5）核块对超声乳化头的跟随力下降。

此时应及时发现后囊破裂，立即停止超声乳化吸除，将超声乳化脚踏位置从3档退回1档。立即从侧切口注入弥散性黏弹剂，阻止裂口进一步扩大和玻璃体脱出。

后囊膜破裂合并玻璃体脱失时，采用前段玻璃体切除头切除玻璃体。若核块已掉入玻璃体腔，则采用后段玻璃体切除技术切除玻璃体和去除核块。

如果处理之后发现后囊膜破口小，判断不影响人工晶状体居中性的，可以按原先设计方案植入囊袋内。如果能植入囊袋内，但不能保证人工晶状体位置居中的，需要选择球面人工晶状体。

如果后囊膜破口较大，则需要将人工晶状体植入睫状沟或者悬吊。

2.悬韧带部分离断

对于术前已经发生的悬韧带离断，手术切口应选择在远离悬韧带断裂处。可以选择飞秒激光进行撕囊、预劈核。

对于大于90°的悬韧带离断，应考虑使用囊袋张力环。

对于大于180°的悬韧带离断，选择有固定钩的囊袋张力环，并用聚丙烯线将其固定于巩膜壁上。张力环的开口应对着悬韧带健全的囊袋赤道部。

对于悬韧带部分离断致植入的人工晶状体可能发生偏位的，不建议植入功能型人工晶状体。

3.撕囊不圆或有缺口

撕囊不圆或有缺口可以进行二次撕囊。选用囊膜剪或者截囊针在囊口边缘斜向起一小瓣，然后用撕囊镊抓住小瓣撕囊，将囊口扩大至规划的形状和大小。

4.虹膜脱出、损伤

术中发生虹膜脱出时，可考虑应用内聚型黏弹剂回纳虹膜。如果虹膜反复脱出，可考虑暂不处理，在超声乳化头进出前房时应注意保护虹膜，手术结束前用缩瞳剂和黏弹剂联合处理将虹膜回复，必要时切口缝合。

如果发生虹膜根部撕裂等情况，判断可能出现视觉干扰症状，可考虑缝合离断的虹膜根部。如果虹膜损伤范围大，瞳孔变形，判断可能干扰多焦点人工晶状体，则更换人工晶状体。

5.瞳孔缩小

对于可能发生术中瞳孔缩小的患者，术前应提前2d滴用非甾体抗炎药。制作切口后向前房内注射1∶10 000～1∶50 000肾上腺素。采用黏弹剂扩大瞳孔。术中维持灌注压稳定，操作尽量轻巧，避免手术器械刺激虹膜及虹膜从切口脱出。若无效，可采用机械扩瞳装置扩大瞳孔。

6.术中出血

因虹膜根部离断所致的出血可通过前房内注入黏弹剂止血，也可升高灌注瓶止血或向灌注液中加入少量肾上腺素止血（1∶10 000～1∶15 000）。人工晶状体植入可以按预先设计的方案。

脉络膜上腔出血是一种少见但严重威胁视功能的手术并发症。应及时发现，并立即关闭角膜切口，停止白内障手术，同时控制血压，以最大限度地缩小出血面积，降低眼内容物脱出风险。等出血稳定后，根据具体情况决定进一步的处理方案。

7.角膜后弹力层脱离

术中致角膜后弹力层脱离的常见因素如下。

（1）切口因素：内切口偏前或切口偏小，手术器械进入前房或植入人工晶状体时需要用力"挤"进切口，增加了后弹力膜脱离的风险。切口水密时注射针头在基质层与后弹力层之间注水，速度太快，也可能会发生后弹力层脱离。

（2）器械因素：手术刀不锋利易导致切口处后弹力层撕裂，可在后续操作中引起角膜后弹力层脱离。

（3）核处理方式：对于Ⅳ级以上的硬核，建议劈核时，游离一块，乳化一块，直至核块全部乳化。这样可以避免坚硬的核块漂浮于前房，在液流和器械的作用下导致角膜后弹力层脱离。

（4）手术技巧：撕囊时将撕除的囊膜第一时间取出，以免出现后弹力层脱离与残留的晶状体前囊鉴别不清。开始出现小范围的脱离时，未能辨认，误认为是撕除的囊膜，继续操作造成更大范围的脱离。劈核钩在前房操作位置过高，划伤角膜造成角膜后弹力膜脱离。术中应控制操作平面在囊袋或虹膜水平，避免损伤角膜。

（5）患者因素：青光眼、葡萄膜炎或糖尿病患者的角膜内皮层和后弹力层可能存在病理改变，很容易被分离开。

发生角膜后弹力层脱离后，需要注意不能再扩大脱离，并根据脱离的范围大小，及时采取相应的措施。①若发现角膜内切口后唇的后弹力层轻度卷曲，则术中减少器械进出的次数。向前房注灌注液，再将灌注液从原切口放出，利用灌注液的动力将脱离的后弹力层复位。②若角膜后弹力层和内皮细胞层一起脱离范围大，采用前房注水法或注入黏弹剂治疗的同时，需在术毕向前房内注入消毒空气，以气泡推压使脱离的后弹力层复位，以确保将脱离的角膜后弹力层固定于角膜基质层，并将眼压保持略高于正常。若复位不良，需要10-0尼龙线缝合。

8.切口密闭不良

对切口密闭不良的病例可用10-0尼龙线进行缝合。缝合会使该方向的角膜曲率变大，对于Toric或者多焦点人工晶状体应特别谨慎，要求松紧度合适。一般在拆线后，角膜形态可能会恢复。

三、术后视功能评估

精准屈光性白内障手术术后主观评估视功能主要包括视力、屈光状态、离焦曲线、对比敏感度，以及通过问卷调查了解患者的术后主观视觉质量，包括眩光、光晕、术后是否需要戴镜及生活质量等。

（一）视 力

视力是精准屈光性白内障术后评估的首要指标，包括裸眼和矫正视力（可分为远、中、近视力）。

（二）屈光状态

精准屈光性白内障术后必须通过主觉验光检查患者的屈光状态和最佳矫正视力，以确认患者术后的屈光状态与术前预期是否相符，对于术后裸眼视力欠佳的患者可明确是否与屈光不正有关，及时发现问题并指导治疗。同时，基于准确的验光结果，可以判断和改进IOL屈光度数计算和术源性散光情况。术后1～3个月屈光状态趋于稳定。

（三）离焦曲线

离焦曲线可评估不同距离的视力表现，以了解患者术后的全程视觉情况，测量范围通常为＋1.00～－4.00D。检查方法如下。

（1）主觉验光。

（2）遮盖一眼。若检查双眼离焦曲线，则无须遮盖。

（3）在远矫正的基础上，将球镜度数增加＋1.00D，并记录此时的视力。

（4）以0.50D为级距递减球镜度数，直至－4.00D，检查和记录在不同屈光度数时的视力。

（5）将离焦的度数作为横坐标，将视力作为纵坐标（推荐5分记录法或logMAR）描记出来的曲线就是离焦曲线。

离焦曲线越高，视力表现越好，峰值视力一般出现在人工晶状体设计的焦点距离上。

（四）对比敏感度

对比敏感度检查可以帮助判断白内障术后效果，帮助医师制订诊治方案。临床上，部分白内障患者术后的视力尚良好，但是就是反映看不清，且很难描述自己的症状，这时通过对比敏感度检查可能发现对比敏感度可独立地受到损害。

（五）问卷调查

VF-14-CN表等量表可评价白内障治疗效果。

精准屈光性白内障手术的术后客观视功能评估主要包括波前像差、双通道客观视觉质量分析等。

对于精准屈光性白内障术后患者，根据视功能的主客观评估结果可有助于判断手术是否成功，及是否达到规划的精准程度。对于有主观症状的患者，可以分析主客观表现的分离程度，分析是否有与主观评估结果符合的客观评估结果，如果两者分离程度大，可继续随访观察；如果两者基本符合，综合考虑后决定是否需要再手术。如果需要再手术，采用客观评估数据指导精准修正眼球光路中某一光学面，并预测再手术能否进一步改善视功能。再手术之后，客观评估结果可直接解释患者主观症状改善的原因。

四、术后视觉问题及处理

视觉质量是精准屈光性白内障手术的终极追求。然而在实际临床实践中，由于个体的多样性和现有技术水平的限制，术后仍有部分患者的视觉质量欠佳。其原因主要有屈光方面问题，例如屈光预测误差；IOL位置的倾斜和偏心；也有一些是由于术前患者存在的眼底问题，如黄斑、视神经病变等；双眼视觉平衡也是一个重要方面；术后干眼也会对术后视觉质量及其稳定性产生影响。

（一）屈光误差

屈光误差可以来源于生物学测量的误差、计算公式选择欠妥、A常数未优化等。尤其是IOL屈光度数计算公式，目前除了第三代和第四代理论公式如SRK-T、Haigis、Holla-day-Ⅱ等，BarrettuniversalⅡ、Olsen、Hill-RBF等也引起了广泛关注。对于眼生物参数极值的患者，例如特别平或陡的角膜曲率、特别长或短的眼轴、特别浅的前房、特别厚的晶状体，目前研究结果发现BarrettuniversalⅡ、Olsen等公式的屈光预测误差比其他公式小。

眼表疾病如干眼等会影响术前的手术规划，IOL屈光度数计算、Toric IOL的度数及轴向导致术后效果欠佳。

残余屈光不正的矫正可选择配镜。小于3.00D的角膜散光可通过AK进行矫正。确实不能耐受者可考虑人工晶状体置换或准分子激光进行矫正（可在术后1~4个月进行）。

（二）最佳矫正视力无明显提高

1.眼底病变

眼底病变可影响白内障术后效果，如黄斑前膜、黄斑裂孔、老年性黄斑变性、Irvine-Gass综合征、视网膜色素变性、病理性近视眼等，可导致术后最佳矫正视力无明显改善。

2.IOL位置

人工晶状体的位置倾斜、偏心是引起术后视觉质量下降的重要原因。超过1mm的偏心和大于5°的倾斜就可能会影响视觉质量。

（三）视力不稳定

术后干眼可导致视力不稳定。虽然大部分白内障患者术前无干眼主诉，但87%的患者在白内障术后会存在干眼症状，50%存在角膜染色等干眼体征。据报道，白内障术后患者不满意的原因中有35%是由于干眼。

目前主要采取泪膜源性的治疗，针对干眼类型治疗。对于黏蛋白缺乏型，给予黏蛋白成分的人工泪液；若是脂质层受损，睑板腺功能障碍，采用热敷按摩、润滑剂、清洁剂、局部脂质制剂或者口服脂肪酸；泪液缺乏型干眼，如干燥综合征，可用人工泪液或者泪小点栓塞。

（四）光干扰症

患者在植入人工晶状体后，可能存在光干扰现象，其中光干扰症的发生率平均为19.5%~32.7%，随术后时间而有不同，绝大多数能耐受，严重光干扰症发生率约为0.2%。当患者没有直接被问及光干扰症时，自诉的光干扰症发生率往往低于医师特意询问的发生率。

光干扰症分为正性光干扰症和负性光干扰症。

1.正性光干扰症

正性光干扰症是指患者在外界某种光照条件下感受到的明亮的伪影，形态各异，有弧形、条状、光晕、闪光及在视网膜中央区或者周边区的幻影等。在术后早期的发生率可高达 49.8%，但在术后 1 年降至 0.2%～2.2%。正性光干扰症主要由投射到视网膜上的散射光所致。材料折射率适中、圆的前边缘、直角后边缘、大光学区设计的 IOL 可减少正性光干扰症。

2.负性光干扰症

负性光干扰症是指患者感觉到颞侧视野的暗影，与视网膜脱离或者血管阻塞时的表现相似。患者不一定能用语言清晰描述阴影形状，但有时可以画出，通常为弧形或新月状。术后第 1 天的发生率高达 15.2%，随后 2 年内则降至 2.4%。原因未明。术后短期发生的一过性负性光干扰症，可在几周内消失，可能与颞侧透明角膜切口的水肿有关。持续的负性光干扰症可能与人工晶状体因素（折射率、屈光力、边缘设计）和解剖因素（人工晶状体-虹膜间距过大、前囊口未连续覆盖人工晶状体光学面、角膜曲率、前房深度、眼轴长度、alpha 角）有关。对于前囊浑浊者，可试行 YAG 激光切开。对于严重负性光干扰症的患者可考虑更换 IOL，缩短 IOL 与虹膜间距。

多焦点人工晶状体的光干扰症发生率高于单焦点人工晶状体。患者对光干扰症的神经适应需要一段时间，术后 6 个月内多数患者可自行缓解或适应。第二只眼手术能帮助适应光干扰症。也可以滴用缩瞳剂等。如果存在影响视觉的后发性白内障或后囊膜皱褶，及早用 YAG 激光切开后囊。

（五）Toric IOL 旋转

根据术后复查的视力、主觉验光、角膜散光、散大瞳孔检查 Toric IOL 的偏位情况，决定处理方案。如果出现 10°以上旋转，或者虽然旋转＜10°但明显影响视力，建议在术后 1 个月内及时行 Toric IOL 调位术。

（六）双眼平衡失调

个别患者在白内障术后可出现复视现象，主要原因包括术中肌毒性、弱视或斜视病史、长时间的知觉剥夺、屈光状态的改变等。

双眼手术患者告知其双眼术后可能会好转。多焦点人工晶状体双眼植入比单眼手术的效果好。也可以采用棱镜配戴、手术、肉毒杆菌治疗等。多数会由于双眼视力的恢复或者抑制一眼而复视消失。

综上所述，白内障术后视觉质量问题涉及患者心理和眼部结构、人工晶状体、手术规划、手术操作等方面。这些问题的预防在于术前精准的生物测量和计算、精准规划和执行手术方案。术后需要及时发现问题，并及时沟通和处理。

第五节　典型病例教学探讨

年龄相关性白内障 1 例

一、病情简介

患者王某某，女，76 岁，因"双眼视力下降 3 年余"于 2018 年 5 月 10 日入院。

现病史：患者3年前无明显诱因出现双眼视力下降，未重视，此后视力下降逐渐加重，遂来门诊就诊，诊断为：双眼年龄相关性白内障。

既往史：无特殊。

入院情况：右眼视力为0.15，左眼视力为0.15。右眼眼压为13.2mmHg，左眼眼压为14.7mmHg。双眼结膜无充血，角膜透明，前房深度正常，虹膜纹理清，未见粘连萎缩，晶状体浑浊明显，模糊见视网膜在位。

入院诊断：双眼年龄相关性白内障。

诊疗经过：入院后经积极完善相关检查，于2018年5月10日在表面麻醉下，行右眼白内障超声乳化加人工晶状体植入术，2018年5月11日在表面麻醉下，行左眼白内障超声乳化加人工晶状体植入术。

出院情况：患者一般情况良好，双眼视力为0.8，右眼眼压为15mmHg，左眼眼压为16mmHg。双眼结膜轻度充血，角膜轻度水肿，切口密闭，前房深度正常，TYN+，人工晶状体在位，后囊膜完整，玻璃体轻度浑浊，视盘边界清，色红润，C/D=0.3，视网膜在位，黄斑反光存。

出院诊断：双眼年龄相关性白内障。

出院医嘱：①出院带药，普拉洛芬眼液1滴滴左眼，每天4次，妥布霉素地塞米松眼液1滴滴左眼，每天4次；②局部滴眼液，注意局部卫生，避免剧烈活动；③出院后1周后门诊复查，若有眼红、眼痛及视力下降或视物变形等不适，随时就诊。

二、病案分析

白内障是全球致盲性眼病首位，是晶状体透明度和颜色改变所致的光学质量下降的退行性变。白内障是可治愈的，目前我国积存的需手术治疗的白内障盲人300多万。任何影响眼内环境从而影响晶状体代谢的因素，都可能引起晶状体浑浊。引起晶状体浑浊的各种原因如老化、遗传、代谢异常、外伤、辐射等致晶状体代谢障碍，晶状体蛋白变性致晶状体浑浊，从而影响视物，称为白内障。白内障按病因可分为年龄相关性、外伤性、并发性、代谢性、中毒性、辐射性、发育性白内障等。年龄相关性白内障是最常见的白内障类型，多见于50岁以上患者，常双眼发病，但双眼浑浊程度可不一致。该病分为3种类型：皮质性、核性和后囊下白内障。

皮质性白内障可分为初发期、膨胀期、成熟期和过熟期4期。初发期表现为晶状体皮质中的空泡、水隙形成，此后出现楔形浑浊、轮辐状浑浊。膨胀期晶状体因皮质吸水膨胀，体积增大，前房变浅，可能会诱发比较强青光眼急性发作。此期斜照法检查时查见虹膜投影，为此期的特点。成熟期晶状体内水分溢出，体积变小，前房深度恢复正常，晶状体完全浑浊。过熟期晶状体内水分持续丢失，晶状体体积缩小，棕黄色晶状体核沉于囊袋下方，称为Morgagnian白内障，核下沉后视力可突然提高。过熟期白内障可能因溶解的晶状体皮质引起过敏性葡萄膜炎，也可因晶状体皮质堵塞小梁网引发晶状体溶解性青光眼。也可因晶状体脱位至房水流出受阻，发生继发性青光眼。

白内障可引起视力障碍、眼前固定黑影、单眼复视和多视、色觉改变、色觉敏感度下降及视野缺损。

该病的诊断要点：双眼无痛性视力逐渐下降，年龄大于50岁，晶状体浑浊程度与视力下降程度相符。术前检查未发现其他引起视力下降的眼部疾病。

白内障的治疗包括药物治疗、手术治疗。目前无疗效肯定的药物，手术治疗是根本。当视力下降影响工作、学习及生活时或白内障引起其他眼部疾病时行手术治疗。部分患者因美容原因摘除浑浊的晶状体。手术方法包括：囊内白内障摘除，目前较少应用；囊外白内障摘除加后房型人工晶状体植入；超声乳化白内障摘除加后房人工晶状体植入术。

近年来激光治疗发展迅速，联合飞秒激光破囊、劈核，可更精细化地施行白内障手术。人工晶状体也经过了如下进展：人工晶状体材料由硬晶状体、软晶状体球面晶状体发展为非球面晶状体，可折叠的人工晶状体大大缩小了手术切口，使手术创伤更小，术后恢复更快。也由单焦晶状体发展为多焦晶状体，解决了既往单焦点人工晶状体植入术后失去调节功能的缺点，从而为患者提供更好的视觉质量。

三、病例点评

本例患者既往有双眼无痛性视力逐渐下降病史，年龄大，病史长，发展缓慢，符合年龄相关性白内障的病史特点。患者晶状体浑浊明显，与视力下降的程度相符。目前明确有效的治疗方式为手术，在摘除浑浊晶状体的同时，植入透明的人工晶状体。由于患者无其他眼部疾病，且手术无并发症，患者手术后视力很快恢复至0.8。

白内障超声乳化是20世纪60年代问世的手术方式，发展迅速，具有切口小、损伤小、手术时间短、视力恢复快、角膜散光小等优点，是目前国内外应用最为广泛的手术方式。近年来出现小切口的超声乳化手术，将切口缩小至1.5～2.2mm，术后恢复更快。

白内障手术术中需要保护好角膜内皮，以免发生手术后角膜浑浊、水肿等并发症，如发生角膜内皮脱离，需行手术恢复内皮，甚至行角膜内皮移植手术。如术后患者视力恢复不佳，应排除其他引起视力下降的眼部疾患，并针对性地进行治疗。

四、教学探讨

本病例为较典型的年龄相关性白内障，手术是目前很成熟的治疗方法，手术时间短、损伤小、如无眼底等并发疾患，患者术后视力恢复好。术前应进行全面的眼部检查，排除其他引起视力不佳的眼部疾病。

第三章 青光眼

第一节 发育性青光眼

发育性青光眼是一组以眼房水引流系统发育异常为特征的疾病，它包括：①先天性青光眼，即前房角先天发育异常，不伴有其他眼病或全身异常；②伴有其他眼病或全身异常的发育性青光眼；③儿童的继发性青光眼，即其他眼病引起的房水引流系统的损伤。

发育性青光眼有几种不同的分类方法，最常用的是 Shaffer-Weiss 和 Hoskin 的解剖学分类法。前者把先天性青光眼分为3种主要类型：原发性先天性青光眼；伴有其他先天异常的青光眼；继发性儿童青光眼。后者是以临床检查中发现的房角发育异常来分类，同样分为3个类型：单纯的小梁发育异常，不伴虹膜或角膜异常；虹膜小梁发育不良，包括房角和虹膜异常；角膜小梁发育不良，常伴有虹膜异常。

确定解剖学的异常对治疗方案的选择和预后判断有很大帮助。

一、原发性先天性青光眼

原发性先天性青光眼（PCG）是婴幼儿青光眼中最常见的一类青光眼，约占先天性青光眼病例的50％，主要以小梁网发育异常不伴其他眼病或全身异常为特征，75％的PCG为双眼发病。

（一）流行病学特点

（1）在存活婴儿中，原发性先天性青光眼的发病率为1/10 000～1/5 000，80％的病例在1岁以内发病：约40％的病例在出生时发病，70％的病例在1～6个月发病，80％的病例在1岁以内发病。

（2）该病男性多见（70％男性，30％女性），90％的病例为散发，无家族史。

（3）虽然曾认为其是常染色体隐性遗传，且外显率不同，但目前认为大多数病例属于多因素遗传，同时伴有非遗传性因素（如环境因素）。

（二）病史

（1）溢泪、畏光、眼睑痉挛是本病的三大典型症状。

（2）通常，发育性青光眼的患儿喜欢待在光线暗的地方，不喜欢待在光线强的地方。保育员可能会发现患儿眼泪增多，泪眼汪汪。

（3）单眼患儿，通常母亲会发现患儿双眼大小不对称，或涉及眼球增大（受累眼），或涉及眼球变小（正常眼）。

（三）临床检查

（1）用卡尺在角膜水平子午线测量角膜。足月新生儿的正常角膜直径为10.0～10.5mm，2岁时增加到成人的直径为11.5～12.0mm。婴儿中如果角膜直径大于12.0mm者，即提示先天性青光眼的发生。

（2）其他体征包括角膜雾状浑浊、泪膜（Descemet膜）破裂（Haab纹）、前房深、眼压大于21mmHg、虹膜基质发育不良、前房角镜仅发现小梁发育不全及视神经视杯增大。Haab纹可以是一条或多条，通常为水平方向分布或与角膜缘呈同心圆状分布。

（3）视神经的评估是青光眼诊断和进展评价中很重要的一部分。婴幼儿比年龄较大的儿童或成年人更容易出现青光眼性视盘的改变，且这种改变所需要的眼压也更低。视乳头杯盘比大于0.3在正常婴幼儿中极其罕见，需高度怀疑青光眼。双眼杯盘比不对称，尤其是相差大于0.2者，也需考虑青光眼。青光眼性视乳头改变通常呈圆形，且在中央，也可呈椭圆形。眼压降至正常后，可以观察到青光眼视杯逆转现象。

（4）前房角检查对于青光眼的诊断及治疗是必要的。房角发育异常主要表现为两种方式。①扁平虹膜附着，即虹膜直接附着于小梁网或在小梁网前附着，并且虹膜突越过巩膜突。②后凹性虹膜附着，即虹膜在小梁网后，并被一层致密的异常组织所覆盖。

（5）眼压改变发生在3岁以内的婴幼儿时，会引起眼球的迅速扩大，角膜的进行性增大。随着角膜不断增大，牵拉导致Descemet膜破裂，角膜上皮和基质水肿，角膜呈雾状浑浊。虹膜被牵拉致虹膜基质变薄。视神经通过的巩膜管也因为眼压升高而扩大，这导致视杯迅速扩大，但随着眼压正常，视杯也迅速恢复。

（6）这种视杯的明显逆转一般不会见于成年人，而其发生在婴幼儿可能与婴幼儿视乳头内结缔组织弹性较大有关。如果眼压无法控制，将会发展成牛眼。

（四）鉴别诊断

（1）引起角膜改变的其他原因包括大角膜、代谢性疾病、角膜营养不良、产伤及角膜炎。

（2）畏光或溢泪可以发生在鼻泪管阻塞、泪囊炎及虹膜炎。

（3）类似青光眼性改变的视神经异常包括视盘小凹、视盘缺损、视神经发育不全。

（五）治疗

（1）对先天性青光眼的治疗始终是手术，药物治疗可用于术前短期内控制眼压。

（2）先天性青光眼的手术可以选择不同的小梁切开手术方式。①房角切开术要求角膜透明，可以看清房角。②外路小梁切开术则不要求角膜透明。

（3）房角切开术使用的是房角切开刀及直接前房角镜，Barkan前房角镜是我们比较偏爱使用的。术中用房角切开刀穿过透明角膜切开小梁网表面致密的异常组织达90°～180°。

（4）另外，改良的Swan-Jacob房角镜可以同MVR刀、Wheeler刀，甚至30G针头同时使用。这种改良的平叶刀片不仅可以减少角膜变形，而且可以使角膜手术切口更易愈合。

（5）小梁切开术适用于角膜浑浊不透明的病例。首先制作一个巩膜瓣，然后找到Schlemm管，用小梁切开刀或缝线（通常是聚丙烯）穿过Schlemm管切开小梁网（Lynch步骤）。最近开始采用新引入的带光源的微导管代替缝线，其优点是可以持续观察导管头部辨别其位置。

（6）对于找不到 Schlemm 管的病例，则改行小梁切除术。另外一个选择则是植入带阀门或不带阀门的青光眼过滤装置。

二、伴其他先天异常的青光眼

（一）无虹膜症

（1）无虹膜症是一种以先天性双眼虹膜不同程度缺失为主要特征的疾病，房角检查通常可以见到不同程度的虹膜退化残留。

（2）有 2/3 的病例呈高外显率的显性遗传，20％的病例伴发 Wilms 瘤（肾母细胞瘤）。

（3）研究发现，患者 11 号染色体的短臂缺失与 Wilms 瘤和散发的无虹膜症是相关的。

（4）无虹膜症往往并发黄斑中央凹和视神经的发育不良，常导致视力较差。其他相关的眼病包括角膜病、白内障（60％～80％）和晶状体异位。畏光、眼球震颤、视力下降和斜视是无虹膜症的常见表现。进行性角膜浑浊和角膜血管翳常呈环形，出现在角膜周边部。

（5）无虹膜通常在青少年时期并发青光眼，这可能由于小梁发育不良或残余虹膜造成进行性小梁网粘连所致。如果青光眼发生在婴儿时期，可行房角切开术或小梁切开术。

（6）早期行房角切开术可以阻止残余虹膜进行性粘连到小梁网上。

（7）在年龄较大的儿童患者中，首先考虑药物治疗，任何形式的手术均有可能损伤没有虹膜保护的晶状体及悬韧带，而且滤过术增加了玻璃体嵌顿的危险。在一些不能控制的晚期青光眼患者中，需行睫状体破坏性手术。

（二）阿克森费尔德异常

（1）阿克森费尔德（Axenfeld）异常以周边角膜、前房角和虹膜异常为特征。周边角膜的改变是出现明显增粗的 Schwalbe 线，又称"后胚胎环"，可有虹膜条索附着于后胚胎环和前部虹膜基质发育不良。

（2）常双眼发病，为常染色体显性遗传。

（3）约 50％的患者伴发青光眼，称为 Axenfeld 综合征。婴儿初起发病，房角切开术和小梁切开术通常有效，如发病较晚，首先考虑药物治疗，如需要，可行滤过术。

（三）Rieger 异常

（1）Rieger 异常代表更严重的房角发育不良。除了临床上观察到的 Axenfeld 异常外，还可见明显的虹膜发育不良，伴多瞳及瞳孔异位。

（2）通常双眼发病，为常染色体显性遗传，也有散发病例。

（3）一半以上的患者可伴发青光眼，这种通常需要手术治疗。

（四）Rieger 综合征

（1）如果 Rieger 异常伴发全身发育异常，则称为 Rieger 综合征。

（2）最常见的全身表现为牙齿和颌面骨发育异常。牙齿异常包括牙冠减小（小牙）、牙齿数目减少但排列均匀和局部牙齿缺失（通常是上颌骨前的门牙）。

（3）这些疾病都存在相似的前房角异常，因此被认为是一组发育异常性疾病，称为前房角裂综合征或角膜虹膜中胚叶发育不全，也可称为 Axenfeld-Rieger 综合征。

（五）彼得异常

（1）彼得（Peter）异常是前房发育异常的一种疾病。临床特征为角膜白斑伴角膜后基质缺失，也被称为 von Hippel 角膜溃疡。虹膜粘连至白斑边缘部，晶状体也可以发生粘连，同时伴有角膜内皮损伤。

（2）Peter 异常多为双眼发病，常伴青光眼和白内障。

（3）这类病例通过角膜移植联合白内障摘除通常可提高视力，眼压可通过小梁切除术或植入青光眼引流装置来控制。

三、马方综合征

（1）马方综合征的特点是肌肉骨骼异常，如蜘蛛指（趾）、身材高大、肢体细长、关节过度伸展、脊柱侧凸、心血管疾病及眼部疾病。

（2）约 15% 为散发病例，通常为高外显率常染色体显性遗传。

（3）眼部病变主要有晶状体异位、球形晶状体、大角膜、近视、圆锥角膜、虹膜发育不良、视网膜脱离及青光眼。晶状体悬韧带非常脆弱，易于断裂，导致晶状体向上移位（晶状体也可脱位至瞳孔区或前房，引起晶状体源性青光眼）。

（4）马方综合征也可发生开角型青光眼，常在青少年时期发病，与前房角先天异常有关。致密的虹膜突跨过房角隐窝，附着于巩膜突前。虹膜组织可呈现凹陷的形态。

（5）通常青光眼发生在青少年时期，首选药物治疗。

四、球形晶状体

（1）本病可单独发生，为常染色体隐性或显性遗传，也可伴发 Weill-Marchesani 综合征。本综合征的临床特征为身材矮小、短指（趾）、宽头和球形晶状体。

（2）晶状体较小，呈球形，可往前移位，从而引起瞳孔阻滞性青光眼。

（3）这类闭角型青光眼的治疗包括扩瞳剂、虹膜切除术或晶状体摘除术。

（4）通常青光眼发生在青少年时期。

五、Sturge-Weber 综合征（脑三叉神经血管瘤病）

（1）本病特征为面部沿三叉神经分布的血管瘤，通常为单侧，也可为双侧，常伴发结膜、表层巩膜及脉络膜血管瘤。如葡萄膜组织弥漫性受累，可见番茄酱样眼底。

（2）本病的遗传学模式不明。

（3）当同侧面部血管瘤累及眼睑和结膜时，青光眼发生率较高。

（4）青光眼可发生在婴幼儿和青少年时期。如发生在婴幼儿时期，其表现类似单纯的小梁网发育不全，房角切开术效果较好。如果发生在青少年时期，则可能与动静脉瘘引起的巩膜静脉压升高有关。

（5）在青少年患者中，首先选择药物治疗。如果药物治疗无效，可行小梁切除术。

（6）滤过术中眼压的骤降会增加脉络膜出血，进而导致浅前房或无前房的危险，其原因可能为眼压降到低于动脉压，会导致脉络膜液体渗漏进入周围的组织。

六、神经纤维瘤（von Recklinghausen病和双侧听神经瘤）

（1）神经纤维瘤病为累及神经外胚叶系统的遗传性疾病，表现为皮肤、眼部和神经系统的错构瘤。本病主要累及来源于神经嵴的组织，特别是感觉神经、神经膜细胞（Schwann细胞）及黑色素细胞。

（2）神经纤维瘤有两种类型：NF-1，即经典的von Recklinghausen病；NF-2，即双侧听神经瘤病。①NF-1是最常见的类型，包括浅褐色皮肤斑点和皮肤纤维瘤、虹膜错构瘤（Lisch结节）及视神经胶质瘤。估计NF-1的发病率为0.05%，患病率为1/30 000。遗传模式为完全外显的常染色体显性遗传。②NF-2相对少见，估计患病率为1/50 000。

（3）累及皮肤时表现为浅褐色斑点，可在全身的任何部位出现颜色较深的斑点，并随年龄增加而增加；多发性神经纤维瘤，即神经结缔组织的良性肿瘤，可以从很小、孤立结节状直至巨大宽基底的软组织肿块。

（4）眼部表现有：①虹膜错构瘤，临床表现为双眼、突起、表面光滑的半球形病灶；②上眼睑丛状神经纤维瘤，临床表现为睑缘增厚伴上睑下垂，呈S样变形；③视网膜肿瘤，最常见为星形细胞错构瘤；④视神经胶质瘤，25%的患者可表现为单眼视力下降或斜视。

（5）同侧青光眼偶见，通常伴有上睑丛状神经纤维瘤。

第二节　原发性开角型青光眼

青光眼是导致不可逆性视力丧失的首要疾病。其表现形式多样，通常分为原发性和继发性青光眼。其中，原发性青光眼常累及双眼，且并不由患者受到的任何明确的创伤导致。相反，继发性青光眼特征性地累及单眼（并不绝对），且是由明确的病因导致，如感染、机械损伤、新生血管形成等。原发性青光眼也有病因，此病因可能是老化提前或者异常的基因所致，但是目前仍不能确定此病因。

青光眼也可以按前房角的形态结构进行分类。闭角型青光眼眼压升高是由于虹膜与小梁网粘连，导致房水外引流障碍，相反，在开角型青光眼中，房水可以接近小梁网。原发性开角型青光眼也可以根据发病年龄进一步分类。重要的是，记住原发性青光眼可能代表某一类疾病，既可能是某种特殊的基因组疾病，也可能是一种普遍性的年龄性改变。出生或出生后不久发病的称为先天性青光眼；在婴幼儿时期以后，40岁以前发病的为青少年型青光眼；40岁以后发病的为成人型青光眼。婴幼儿型的青光眼作为一种独立的类型。

一、定义

青光眼这个词的定义自首次出现于古希腊后，它的定义已发生了巨大的变化，以至于对于不同的人有不同的意义。至今，这个定义仍在演变，因此，人们在交流过程中出现了疑惑，图3-1大致显示了这些变化的时间表。

直到19世纪末，青光眼的定义仍然基于它的临床症状，如失明、疼痛。统计学的发展、眼压计的应用、疾病就是"偏离正常"这一概念的提出，使青光眼被简单定义为眼压高于21mmHg（高于平均值两个标准差）或眼压高于24mmHg（高于平均值3个标准差）。

19世纪60年代的大量研究证明，大约只有5%的眼压高于21mmHg的患者最终发生真正的视神经损害及视野缺损。另一研究表明，在拥有特征性的青光眼性视神经改变和视野缺损的病例中，约1/3患者的眼压处于正常范围，这两次研究迫使人们重新思考青光眼的定义。很多学者开始使用"低眼压性青光眼""正常眼压性青光眼""高眼压性青光眼"等名称。由于人们越来越关注青光眼的视神经病变，反而忽略了闭角型青光眼由于眼压升高而引起的一些典型改变。这就导致了一种不合理的情况，例如，1例眼压高达80mmHg并伴有剧烈眼痛的患者，只被考虑为"房角关闭"，而不被认为患有"闭角型青光眼。"近年来，又有学者将青光眼分为眼压依赖性和非眼压依赖性两种类型。然而可以肯定的是，有些因素可以增加或者降低眼组织被眼压损害的敏感性，但不清楚的是，无论眼压是否正常，这些因素到底是单独直接作用还是在外部起辅助作用。

在图3-1中，青光眼被定义为"导致特征性眼部组织损害的过程，无论眼压水平如何，至少部分由眼压所造成"。几乎所有出现在早期和中期青光眼的症状和体征同样可以在非青光眼人群中出现。例如，对于杯/盘0.5，虽然这能反映一个重要的青光眼性改变，但它同样可以出现在一些没有青光眼的人中。并且，对于同样普遍出现于没有青光眼人群中的25mmHg的眼压，也缺乏一个准确诊断。因此，识别只在或几乎只在青光眼患者中出现的特征性改变非常重要。

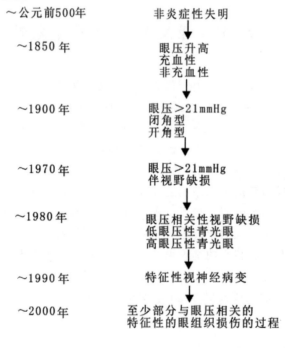

图3-1　青光眼的定义随时间发展而发生的变化

二、流行病学特点

青光眼可发生于各年龄阶段、各人群和各地区，对于青光眼患者状况的评估差异较大，与这一差异相关的原因是对于青光眼的定义不同、检查方法不同。

先天性青光眼是非常少见的。大部分青少年型青光眼是由遗传因素造成的，比先天性青光眼多见，但仍罕见。

大多数青光眼患者的年龄在60岁以上，并且随着年龄增长，发病率增加。

青光眼的定义不同，从而使青光眼的患病率不同，但青光眼的发病率在年龄大的人群中明显升高。这一特点尤其体现在非洲裔美国人中。80岁以上的非洲裔美国人中青光眼的患病率可能大于20%。

世界范围内，青光眼的发患者数每年约为250万。由于原发性开角型青光眼而导致失明的人数约300万。在美国，大约有10万人因患青光眼而双目失明。

三、病理生理学

青光眼的特点是眼组织，尤其是视神经和视网膜纤维层的损害。

图3-2描述了导致眼组织损害的两种可能途径。起始因素为高眼压或正常眼压，造成机械性损伤，引起进一步损害，也描述了一些其他因素。

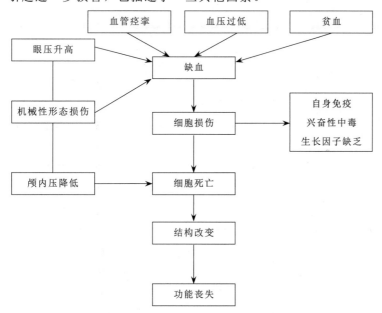

图3-2　青光眼中组织损伤的发病机制

毒性物质和自身免疫机制造成视网膜神经节细胞的损害及最终死亡，从而导致组织缺失及结构的损害，这些因素可能促进与眼压相关的损害。视盘血流的异常也可能在青光眼性视神经病变中起到一定的作用。

所有原发性开角型青光眼的最后通路均为视网膜神经节细胞的死亡，有时为坏死，但通常为凋亡。神经节细胞的死亡，可能会导致视网膜、视神经和脑组织更进一步的损害。

反馈机制使原本简单的过程变得非常复杂，例如"结构改变"本身易导致细胞损害。表3-1显示的是参与这一串联过程的可能因素。

表3-1　参与青光眼性眼组织损害发展的因素

机械性损伤
筛板、血管、角膜内皮细胞等的牵拉
异常的胶质细胞、神经元、结缔组织
代谢物质的剥夺
眼压对神经元、结缔组织和血管的直接压迫
缺乏神经营养因子
继发于轴浆流的机械性阻断
遗传因素
神经生长因子不足
缺血和缺氧
视网膜和脉络膜血管的自身调节异常
灌注减少
急性/慢性
原发性/继发性
氧输送异常
自身免疫机制
保护措施缺陷
氧化亚氮合成酶不足或被抑制
热休克蛋白异常
对视网膜神经节细胞和其他组织的毒性作用
谷氨酶
遗传易感化
视神经结构异常
大筛孔
大巩膜管道
异常结缔组织
异常血管
小梁网异常
细胞外间质通透性降低
内皮细胞异常
分子生物学方面异常

四、病史

一份完整的病史是原发性开角型青光眼检查中最重要的一部分，尽管该病早期症状较轻，但病史能帮助医患之间建立良好的医患关系，而后者在青光眼的诊治中是非常必要的。另外，细致的病史常提示疾病的某些症状，甚至是在病程的相对早期或中期，如黑暗中视物困难、轻微的眼痛、视力下降等。并且，采集病史还有利于我们了解青光眼的危险因素，更重要的是了解青光眼致盲的危险因素（表3-2和表3-3）。

正常眼压性青光眼被认为与各种血管因素（如偏头痛、低血压、睡眠呼吸暂停）有关，对于怀疑有此类型青光眼的患者，应重点关注这一方面的问题。

采集病史时最基本的一个问题是"您怎么了？"医师必须着重"您"这个字。青光眼是让人心理有负担的疾病。有时患者仅因为被告知有青光眼，生活质量就受到影响。将眼压与青光眼相关联有一个较长的过程。医师应在每一个合适的时机向患者表明他们与患者共同关心其健康，而不仅仅是眼压。对健康状况的评估需要一份详尽的、富有同情心的病史。

表3-2　青光眼发展的危险因素

遗传因素	
青光眼性视力丧失的阳性家族史	
青光眼相关基因的识别	
眼压	
mmHg	最终发展成青光眼的可能性
＞21	5％
＞24	10％
＞27	50％
＞39	90％
年龄	
岁*	青光眼患病率
＜40	少
40～60	1％
61～80	2％
＞80	4％
血管因素	
偏头痛	
血管痉挛性疾病	
雷诺病	
低血压	
高血压	
近视	
肥胖	

注 *表示适用于白种人和亚洲人，非洲人中患病率约高4倍。

表 3-3　青光眼患者致盲的危险因素

能够致盲的疾病进程*
治疗的缺乏
地理上
经济上
无法获得治疗
缺乏自我保健能力
知识的限制
情绪的限制
社会经济能力的丧失

注　*原发性开角型青光眼严重程度各不相同，一些患者即使不治疗也不会恶化，一些患者即使治疗也可能很快失明。

五、临床检查

对可疑原发性开角型青光眼患者的临床检查与普通检查唯一不同的是检查重点，检查中最基本的部分是详细检查是否存在视神经损伤，它可能出现在视野缺损被检查出来之前。另外，传入性瞳孔障碍的出现提示视神经受损，这就需要进一步检查以发现造成损害的原因。检查传入性瞳孔障碍是每 1 例青光眼患者完整检查的一部分。

（一）外眼和裂隙灯检查

对青光眼患者，裂隙灯检查与普通检查唯一不同的是医师需要仔细检查滴眼液可能引起的不良反应，及可能与青光眼相关的体征，如克鲁肯贝格（Krukenberg）梭形色素沉着。

（二）前房角镜检查

对青光眼患者必须进行前房角镜检查，检查者需要仔细检查色素播散综合征、剥脱综合征和房角后退的体征。前房角镜检查需每年复查，因为起初的深前房可能随着年龄的增加而急剧变窄，最终导致慢性（在极少数病例可能为急性）房角关闭。因缩瞳剂可使前房明显变浅，因此前房角镜检查应该在缩瞳剂应用之后或在浓度变化之后再进行。Spaeth 前房分级系统提供了一种快速、可以定量、方便临床使用的描述及记录法。

（三）后极部

原发性开角型青光眼主要是一种视神经疾病，因此仔细观察视神经是检查可疑青光眼及随访患者不可或缺的一部分。在原发性开角型青光眼的诊断中，视神经的评估是最重要的一部分。在青光眼的随访中，视盘的形态是第二重要的方面，细致的病史是最重要的。

检查视盘最好在瞳孔放大的状态下，此时，可以在裂隙灯下用 60D 或 66D 前置镜立体地观察视盘。最好在 Haag-Streit900 系列裂隙灯上用裂隙，高放大倍数（1.6 或 16 倍）。检查者通过此方法观察视盘的形态，也可以测量视盘的大小。测量视盘高度时，调整光带宽度，使其与视盘水平宽度一致。然后调整裂隙灯光带的垂直高度，使其与视盘的垂直径度完全一致。读出裂隙灯上的刻度并做出校正后，可得到视盘垂直径。Volk 和 Nikon 前置镜的校正系数有所不同，近似值是：60D 的为刻度乘以 0.9；66D 无须校正；90D 的为刻度乘以1.3。正常的视盘垂直径为1.5～1.9mm。

下一步检查用直接检眼镜，检眼镜的光斑调整为投射到视网膜上的光斑直径为1～3mm。在某些Welch-Allyn检眼镜中，此为中等大小的光斑，而在另一些Welch-Allyn检眼镜中，此为最小光斑。检查者必须了解所使用的检眼镜的光斑的大小。可以通过检眼镜把光斑投射到视乳头附近的视网膜上，观察光斑相对于视盘大小。然后，用前置镜来测量光斑的直径。一旦知道了直接检眼镜光斑大小，就可以用直接检眼镜来相对准确地测量视盘大小。如近视或远视屈光度超过5D，由于用前置镜观察会有放大和缩小，因此视盘的大小将随之变化。

可用直接检眼镜在患者和检查者均为坐位时进行最合适的检查。检查者的头部应避免遮挡患者的另一眼，因另一眼必须保持固视，从而保证检查者可以仔细地观察被检眼。检查者首先重点观察视盘的6点和12点钟位置：盘沿宽度是多少？是否存在获得性小凹和视盘出血？是否有视盘旁萎缩？血管是否移位、迂曲、充盈、边窄或"刺刀征"？还需要评估1点、3点、5点、7点、9点及11点钟位的盘沿宽度。这样可以得到盘沿与视盘的比值，也就是说在某一轴线上盘沿宽度与视盘直径的比值，最大为0.5。

在图3-3中，1点钟位盘沿/视盘的比值为0.20，3点钟位为0.15，5点钟位为0，7点钟位为0.25，9点钟位为0.20，11点钟位为0.25。图3-4显示的杯盘比较小，但下方盘沿/视盘比为0。杯盘比会误导我们，因此不提倡使用。图3-5显示两个不同大小的视盘。图3-5A显示的视盘较小，最大直径约为1.2mm，图3-5B显示的视盘较大，直径约为2.2mm。检查者可能会被图中视杯的相对大小所误导，错误地认为图3-4图中的视盘不如图3-5A图中的健康，但事实却相反。

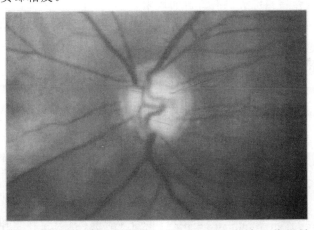

图3-3　左眼视神经乳头照片，显示大约5点钟位获得性小凹

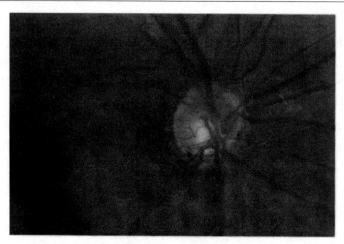

图 3-4　杯盘比

注　相对小杯盘比的视盘，但下方盘沿/视盘的比为 0。

在所有正常视盘中，盘沿面积相对恒定。但在大视盘中，盘沿面积占更大的面积（记住：面积与半径的平方成正比）。结果导致大的正常视盘盘沿比小的正常视盘盘沿要窄。图 3-5B 中的盘沿面积实际比图 3-5A 中的大。

在年轻患者中或青光眼性视神经损害相对早期的患者，特别是 0～3 期患者，对视神经纤维层的观察是有益的。检查者选用直接检眼镜中的无赤光，聚焦在视网膜表面，观察视神经纤维层的走行。如有凹陷提示存在视神经纤维层的缺损，然而在大多数患者中，视乳头的形态比神经纤维层更能提供有价值的线索。

视乳头的形态应对称，如果存在不对称，至少有一眼为异常。医师需要检查是否存在视盘获得性小凹。这些局限性缺损紧邻盘沿的外缘，在视盘的颞上或颞下，是青光眼性损害的特征。检查者还需要特别注意视网膜上是否存在穿过盘沿的出血，这样的出血可能提示青光眼的病程未得到控制。然而，这样的出血也可能有另外一些病因，如抗凝治疗或玻璃体后脱离。它并不是青光眼病程控制不好的有效指标。视盘出血在正常眼压性青光眼中更为常见。

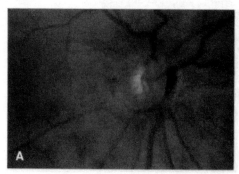
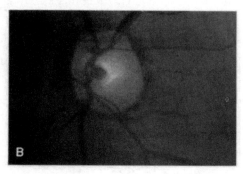

图 3-5　不同大小的视盘

注　A.直径约为 1.2mm 的小视盘。B.直径约为 2.2mm 的大视盘。

视盘损害程度分级（DDLS）（图 3-6）是根据盘沿在最薄处的宽度来定义的，是一种定量和简化视乳头病变的方法，它用于量化视盘的健康程度，尤其当与青光眼相关时。

视盘损害程度分级	盘沿最窄的宽度(盘沿/视盘)			视盘损害程度分级	举例		
	小视盘 <1.5mm	中等大小视盘 1.5~2.0mm	大视盘 >2.0mm		1.25mm 视神经	1.75mm 视神经	2.25mm 视神经
1	≥0.5	≥0.4	≥0.3	0a			
2	0.4~0.49	0.3~0.39	0.2~0.29	0b			
3	0.3~0.39	0.2~0.29	0.1~0.19	1			
4	0.2~0.29	0.1~0.19	<0.1	2			
5	0.1~0.19	<0.1	0~45° 无盘沿	3			
6	<0.1	0~45° 无盘沿	46°~90° 无盘沿	4			
7	<45°无盘沿	46°~90° 无盘沿	91°~180° 无盘沿	5			
8	46°~90° 无盘沿	91°~180° 无盘沿	181°~270° 无盘沿	6			
9	91°~180° 无盘沿	181°~270° 无盘沿	>270° 无盘沿	7a			
10	>180° 无盘沿	>270° 无盘沿		7b			

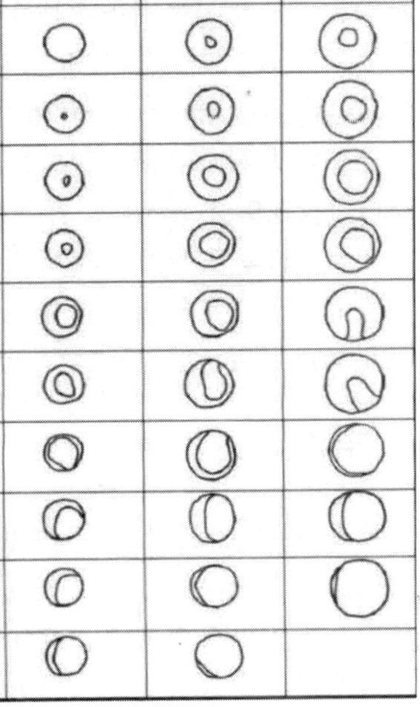

图 3-6　视盘损害程度分级

DDLS 是基于视盘的以下两个特点来分级的：①视盘盘沿的宽度；②视盘的大小。DDLS 分为 1～10 级，1 级为最正常，10 级为病变最严重。盘沿的宽度用测量盘沿/视盘比来描述。但是，最宽的盘沿其盘沿/视盘比为 0.5，最窄为 0。

首先，测量视盘直径的大小，并且将其分为小视盘、中等视盘、大视盘、超大视盘。直径＜1.5mm 为小视盘，1.5～2.0mm 为中等视盘，2.0～3.0mm 为大视盘，＞3.0mm 为超大视盘。视盘大小可以通过裂隙灯轻松测量，最好用直接检眼镜光斑来测量。其次，找到盘沿最窄处的位置（注："薄"形容不恰当，因为薄描述的是组织的厚度，而不是它的宽度），最窄盘沿为 0，最宽盘沿为 0.5。当盘沿宽度为 0.4～0.5 时为 1 级；0.3～0.4 为 2 级；0.2～0.3 为 3 级；0.1～0.2 为 4 级；0～0.1 为 5 级，均对于中等大小视盘。5 级是一个比较隐蔽的区域，它可能偶尔是正常的，但通常其为病变的而且伴随着视野缺损。DDLS 也依赖视盘的大小，所以盘沿的宽度必须由视盘大小来校正。在小视盘中，DDLS 系数需增加 1 个单位。大视盘中需减去 1 个单位。超大视盘中，需减去 2 个单位。但是，在中等大小视盘中，盘沿/视盘比为 0.25，DDLS 分级为 3 级；小视盘中，为 4 级；大视盘中，为 2 级；超大视盘中，为 1 级。

对于一些盘沿完全丢失的青光眼患者，用圆周上盘沿丢失的数量来决定 DDLS 分级。如果盘沿丢失的数量＜45°，DDLS 为 6 级；45°～90° 为 7 级；90°～180° 为 8 级；180°～270° 为 9 级；所有盘沿完全丢失为 10 级。并且，所有数据适用于中等大小视盘。考虑到一个有约 30° 范围盘沿丢失的有缺口的视盘，在中等大小视盘中，DDLS 分级为 6 级；在小视盘中，分级为 7 级；在大视盘中，分级为 5 级；超大视盘中，分级为 4 级。视盘 DDLS 为 6 级或以上的均为异常。

六、特殊检查

视神经检查补充了视野的评估。理论上，视野缺失应伴随着解剖结构上的变化，单眼静态自动视野检查已成为诊断和检测青光眼病变的选择方法，它包括 Humphrey 视野计和 Octopus 视野计两种。平台、程序和设置应在评估过程中与随后的视野保持一致。诊断建立是有困难的，尤其是晚期的视野病变。当遇到这种情况时，需根据患者的主观症状评估功能。Esterman 视野计是评估由青光眼导致的整体功能丧失水平的有用方法。

关于正常眼压性青光眼中观察到的视野缺损形式，在文献报道中仍存在争议。我们和其他一些学者发现，正常眼压性青光眼的视野缺损比眼压较高的原发性开角型青光眼患者更密集且更靠近中央，但有一些学者观察后则发现两组患者间没有差别。

七、治疗

青光眼是导致视盘特征性改变的原因。在原发性开角型青光眼中，这一过程通常较慢。正常眼压性青光眼的进程似乎更多变，或者说更少的线性改变。现已证实40％的神经节细胞轴突在视野检查中发现功能性缺失前就已经死亡。最理想的是，在青光眼进程中神经节细胞凋亡已被确认但功能性损失未发生前采取干预措施。不幸的是，目前尚无有效的干预措施出现。对原发性开角型青光眼的恰当处理要求权衡以下几个方面：①不进行干预而出现了视功能丧失或疼痛的风险；②干预的益处（延缓或者阻止视功能恶化，甚至改善）；③干预本身可能带来的危险（表3-4和表3-5）。

表3-4　治疗的风险和益处

不干预的危险	干预的危险	干预的好处
疼痛	局部不良反应	改善视功能
视功能丧失	疼痛	视功能不再恶化
轻微丧失	眼红	延缓视功能恶化
中度丧失	白内障	
完全丧失	感染	
	出血、过敏	
	睫毛异常	
	色素增加	
	其他	
	全身不良反应	
	疲劳	
	不适	
	心血管系统变化	
	神经系统变化	
	情绪的变化	
	肺功能变化	

不干预的危险	干预的危险	干预的好处
	其他	
	生存状态	
	不方便	
	窘迫	
	生活质量下降	

表3-5 不干预而出现视力丧失的危险性

低危险性
视神经正常
无青光眼性视力丧失的家族史
较好的自我保健
有能力得到较好的治疗
预期寿命小于10年
眼压低于15mmHg
无剥脱综合征和色素播散综合征
心血管系统正常
高危险性
视神经受损
有青光眼性视力丧失的家族史或发现青光眼基因
自我保健较差
较难得到治疗
期望寿命大于15年
眼压大于30mmHg
剥脱综合征
心血管系统较差

青光眼的进展是不可见的,只能通过病变过程中的效应而察觉。因此,需要依靠检查和辅助测试来建立随时间变化的病程。原发性青光眼的治疗目的是维持和改善患者的健康状况,医患双方都希望在有生之年视功能没有恶化。医师需要判断患者是否存在发生视功能损伤的可能性,由此决定是否需要开始治疗及是否需要改变治疗方案,在做决定前,医师需明确以下4点:①患者的青光眼分期;②此期青光眼出现进展的可能性;③青光眼将持续多久;④社会经济学因素。

关于上述这些问题,图3-7会提供非常有用的帮助。青光眼的分期可由图3-6所示的视盘损害分级来决定。发生进展的可能性根据病史和视神经的随访情况来决定。青光眼持续损害的可能时间由患者的预期寿命来决定。

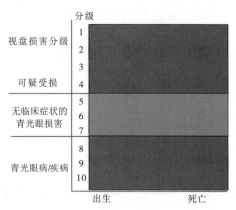

图 3-7　青光眼图和图解

注　青光眼图是判断和理解每例患者青光眼临床进程的方法。

绿色区域：当视盘损害分级（DDLS）为 2 级、3 级或 4 级时，不能确定视神经有没有受到损害。有可能早期患者 DDLS 较低，现在 DDLS 分级较高，这种情况可提示病情恶化。这种情况下，患者仍然没有视野丢失，决定是否需要采取治疗取决于以下 4 个因素：患者的青光眼分级，此期青光眼出现进展的可能性，青光眼将持续多久，社会经济学因素。有效的措施可建立一种趋势，例如视野或视盘损失的可能性。如果进展足够快，患者在有生之年会进入红色区域，那么治疗变得非常必要。如果进展很慢，患者有生之年不会被划入红色区域，那么采取治疗并不合理。

黄色区域：当患者位于黄色区域（DDLS 为 5～7 级），视盘已明确受到损害，但患者无临床症状。尽管无任何临床症状，但患眼不同于正常眼是肯定的。没有人从这些范围开始 DDLS 评分。患者的视神经肯定变得更糟了，在这种情况下，患者很可能需要治疗，尽管情况并非总是如此。例如，患者可能在过去受到损害，然后稳定了，或者患者的预期寿命可能很短，以至于即使没有得到治疗，也不会从黄色区域移动到红色区域。这样的患者不需要处理。

红色区域：当患者处于红色区域时，其生活质量下降，或从事日常生活活动的能力受损（DDLS 为 8 级、9 级或 10 级），他们已经有残疾了。因此，针对此类患者的治疗目标是防止任何严重的残疾，因为任何损害的增加都会导致患者症状恶化。对于已有残疾的患者来说，余生不再是考虑因素。在这种情况下，没有理由不给患者进行治疗，除非在没有治疗的情况下，其疾病损害可以完全稳定。

降低眼压可减少青光眼病程的进展，也是唯一被证实是治疗原发性开角型青光眼的有效措施。在美国，常用的降眼压治疗方法是开始用药物治疗，如果药物治疗失败，激光小梁成形术常用于适合的患者。手术治疗通常用于采用其他方法治疗无效的患者（表 3-6 和表 3-7）。

表 3-6　降眼压治疗带来的好处[*]

眼压下降大于 30%，非常有益
眼压下降 15%～30%，可能有用
眼压下降小于 15%，没有好处

注　*在某些病例中，眼压稳定即有益处。

表 3-7　各种治疗中的降压幅度及出现不良反应的可能性

一般降眼压治疗	
药物治疗	约 15%（0%～50%）
氩激光小梁成形术	约 20%（0%～50%）
滤过术	约 40%（0%～80%）
治疗出现不良反应的可能性	
药物治疗	约 30%
氩激光小梁成形术	几乎没有
选择性小梁激光成形术	很少，但有一些永久致残
滤过术	约 60%

注 *最终术后眼压越低，手术引起不良反应的可能性越大。这种不良反应的发生率与手术类型、病情严重程度及术者的能力和判断有关。

关于这种治疗方案，需要指出以下两点。第一点，将药物作为一线治疗是否合适仍有争议。药物治疗要求患者每天坚持。患者使用药物的增加，使得患者维持这个日常计划的可能性减少。另外，药物治疗可造成局部和全身性的不良反应，使患者身体虚弱甚至有生命之危。一些医师坚信激光小梁成形术更适合作为初始治疗，因为它避免了这些问题。这些争议的存在是因为激光小梁成形术也有相应的风险，而且在人们普通的认知上，激光小梁成形术比药物治疗更具有侵入性。第二点，与降眼压手术有关。达到这个目标的方法有很多，但"金标准"一直是小梁切除术（部分性保留的滤过术）。尽管技术提高了，但这个手术仍有一种重要的治疗风险，即它可能导致视力下降、丧失，甚至危及眼球。其他方法包括引流（青光眼引流装置）和内镜下睫状体光凝术。前者的优势和劣势已经很明显，后者的缺点是房水流入减少而造成低眼压。为避免手术相关的并发症，已尝试采取过一些降低小梁切除术后患者的眼压的新方法。但目前尚无更新的手术方式（更精确地说是"微创"）被证实能达到这个目的。进一步的研究可提供证据支持采用一种或多种技术来降低眼压。在追求新的手术方式的过程中，强调在治疗过程中对患者屈光要求的重视。

为阻止病情恶化，稳定病情或使病情得到改善，需降低眼压。靶眼压是指能阻止进一步损害的眼压水平。靶眼压的评估方法：$IOP^*-[IOP^*/100 \times IOP^*]-D-E=$靶眼压。$IOP^*=$与视盘或视野损害进展有关的已知的眼压值或最高眼压。如果 DDLS 小于 5，D=0；如果 DDLS=6～8，D=1；如果 DDLS 大于 8，D=2；如果预期寿命低于 10 年，E=0；如果预期寿命为 11～20 年，E=1；如果预期寿命大于 20 年，E=2。

然而，需要牢记的是靶眼压只是治疗中一个粗略的指导原则，唯一有效的证明原发性开角型青光眼病情得到控制的方法是维持视神经和（或）视野的稳定。如果眼压高于计算所得的靶眼压，而视神经和视野稳定，那么就不必为了达到靶眼压而更积极地降眼压。相反，如果达到了靶眼压，但视神经和视野继续恶化，那么可能是靶眼压太高了或除了青光眼还有其他疾病使病情进展，或者视神经已严重受损，以至于无论眼压降低到何种水平，青光眼病程都会进展。

第三节　继发性开角型青光眼

一、色素播散综合征

色素播散综合征（PDS）是虹膜后表面色素上皮的色素播散，沉着在眼前节各个部位的一种疾病。色素堵塞小梁网，接着损害小梁网，导致眼压升高和继发性开角型青光眼。

（一）流行病学特点

（1）PDS多发生于20～45岁的年轻、近视的男性白种人。

（2）约1/3患者可发生色素性青光眼。

（二）病理生理

（1）目前认为是虹膜色素上皮与晶状体悬韧带接触，导致色素释放进入前房和特征性的周边虹膜透光缺损，脱落的色素可沉着在眼前节各个部位。

（2）色素堵塞并损害小梁网，从而导致房水外流减少，眼压升高，如果不治疗，将导致视神经损害。

（三）病史

（1）患者通常有近视和青光眼家族史。

（2）剧烈运动、震动或扩张运动可能造成突然的色素播散增多，称为色素瀑流，并导致眼压突然升高。患者可能出现视物模糊和头痛。

（四）临床检查

1.裂隙灯检查

特征性表现包括克鲁肯贝格梭形色素沉着于角膜后表面、虹膜前表面色素沉着、周边虹膜透光缺损，以及晶状体赤道部悬韧带附着处的色素沉着。

2.前房角镜检查

周边虹膜后凹，增加了晶状体虹膜接触面，房角很宽，中至重度色素沉着，整个房角相对均匀分布。

3.眼后段检查

持续的高眼压或间歇的眼压高峰引起特征性的青光眼性视神经萎缩。近视患者，尤其是合并PDS的患者，较易出现周边视网膜裂孔，因此须密切随访检查。

（五）治疗

（1）对眼压明显升高或存在青光眼性视神经病变的患者，治疗的目的是控制眼压，常用房水生成抑制剂。

（2）缩瞳剂可减少色素脱落及降低眼压，但在年轻患者中较难耐受，而且会造成观察周边视网膜的困难和增加视网膜脱离的风险。

（3）激光虹膜周边切开术可使前后房压力一致，后凹的虹膜前移，从而减少色素脱落。这在高危个体中可预防青光眼的发生。

（4）对于药物不能控制的青光眼，施行氩激光小梁成形术和滤过术也有效。

二、剥脱综合征

剥脱综合征（XFS）是一种全身性疾病，可引起继发性开角型青光眼。播散于眼前节的特征性白色屑片可堵塞小梁网，在全身其他部位也可发现这种碎屑。

（一）流行病学特点

（1）在北欧国家，XFS的患病率可为0%～30%，其中爱斯基摩人为0%。发病率随年龄增加而升高，双眼发病率也增加。

（2）在不同人群中，XFS相关的青光眼占所有青光眼的比例不同。

（3）尽管XFS患者发生青光眼的危险性增加，但大多数患者并不发生青光眼。

（二）病理生理

（1）剥脱物的确切性质未明，但是这种物质已经在虹膜、晶状体、睫状体、小梁网、角膜内皮、眼部和眶部血管内皮细胞，以及皮肤、心肌、肺、肝、胆囊、肾和脑膜中被发现。剥脱物阻塞小梁网，引起继发性开角型青光眼。它也可导致瞳孔周围虹膜缺血和后粘，引起色素播散，增加小梁网的负担，并且加重瞳孔阻滞，诱发房角关闭。

（2）现有研究并不能完全解释XFS的发生原因，但显示和LOXL基因相关，过度暴露于阳光下也可能是原因之一。

（三）病史

（1）患者几乎没有眼压升高的症状，因此大部分患者的病史没有意义。

（2）某些患者有家族史，但是遗传模式不明。

（3）并发白内障手术史可能是本病的一个提示。

（四）临床检查

1.裂隙灯检查

XFS的特点是白色碎屑，最常沉着在瞳孔缘或扩瞳后见到晶状体前囊膜上同心环形。碎屑也可见于虹膜、房角、内皮、人工晶状体及无晶状体眼的玻璃体前界膜上。

（1）常出现瞳孔周围透光缺损及瞳孔色素萎缩。瞳孔周围色素脱落也经常可见。

（2）受累眼由于虹膜后粘连和缺血，瞳孔常较小且不易扩大。

（3）扩瞳引起的色素可导致眼压升高，多并发白内障。

2.房角镜检查

XFS前房角常较窄，尤其是下方。有发生急性闭角型青光眼的危险。

小梁网上色素不规则分布，颗粒大且深。Schwalbe线前的色素沉着，形成典型的波浪状Sampaolesi线。

后段：持续性高眼压或间歇性眼压高峰可引起特征性青光眼视神经萎缩。

（五）治疗

（1）XFS相关的青光眼通常眼压较高且日波动大。

（2）可局部药物治疗，但效果差。

（3）氩激光小梁成形术通常有效，但有报道术后眼压反而升高。通常，深色素的小梁网对低能量激光反应效果好，这样可减少术后的眼压升高。

（4）滤过术的效果类似于原发性开角型青光眼。

（5）因本病患者的囊膜和悬韧带较脆弱，所以白内障手术须加倍小心。

三、类固醇性青光眼

各种途径应用类固醇均可引起继发性开角型青光眼，眼压升高可以是重度的和持续的。

（一）流行病学特点

（1）人群中类固醇性青光眼的发病率不明。据报道，眼局部使用类固醇后眼压明显升高的，在青光眼患者中占50%～90%，正常眼压者只有5%～10%。

（2）其发病率与类固醇的剂量、类型、途径有关。①眼压升高可见于局部滴用、眼内、眼周、吸入、口服、静脉和皮肤局部使用类固醇，也可见于库欣综合征中的内源性类固醇升高。②眼球内注射类固醇和眼后节植入类固醇缓释装置后眼压上升很常见。③眼球内注射类固醇后，约有50%眼压升高，但少有需行手术治疗。

（二）病理生理

（1）类固醇可引起小梁网中的黏多糖增多而阻碍房水外流，导致眼压升高。类固醇可减少小梁网的膜通透性，降低局部细胞的吞噬能力，降解细胞外和细胞内的结构蛋白，从而进一步减少小梁网的通透性。

（2）应用类固醇后，Myocilin/TIGR基因在小梁网内皮细胞中上调，但其机制未被完全阐明。

（三）病史

（1）任何类型的类固醇应用是病史中最重要的部分。很久以前应用类固醇，之后眼压恢复正常，这种情况可能被误认为是正常眼压性青光眼。

（2）哮喘史、皮肤病、过敏及自身免疫性疾病史等提示过去或现在应用类固醇的可能。

（3）偶尔患者会主诉视力下降，这可能是严重的视野缺损所致。

（4）表3-8介绍了1例临床病例。

表3-8 类固醇性青光眼病例治疗过程

术后天数	眼压（mmHg）	病程和应用的药物
手术1：玻璃体/膜剥除术，结膜下注射类固醇沉淀剂		
1	25	泼尼松龙、东莨菪碱、红霉素
6	45	加用噻吗洛尔、对氨基可乐定、乙酰唑胺
16	20	停用乙酰唑胺
30	29	加用杜塞酰胺，泼尼松龙减量
48	19	停泼尼松龙
72	27	继续用噻吗洛尔、对氨基可乐定、乙酰唑胺
118	44	加用拉坦前列素，青光眼专科会诊
154	31	安排取出类固醇沉淀剂

术后天数	眼压（mmHg）	病程和应用的药物
手术2：取出类固醇沉淀剂		
1	32	加用噻吗洛尔、杜塞酰胺
4	28	加用噻吗洛尔、杜塞酰胺
23	24	加用噻吗洛尔、杜塞酰胺
38	14	停用杜塞酰胺

注　患者后来停用噻吗洛尔，停药后眼压维持在10～14mmHg。

（四）临床检查

1.裂隙灯检查

通常无特殊，甚至是眼压升高显著的病例也无特殊，因为慢性眼压升高通常没有角膜水肿。

2.前房角镜检查

通常无特殊。

3.后段检查

如果眼压足够高和时间足够长，可见典型的青光眼性视神经改变。

4.特殊检查

如有可能停用类固醇，眼压可降低。这个过程长短不一，在类固醇应用时间过长的患者中可能会更长。在一些不能停用类固醇的患者中，对侧眼应用类固醇可能会出现眼压升高，这样就可证实本诊断。

（五）治疗

（1）在条件允许的情况下停用类固醇能完全缓解本病。

（2）如果仍需要用药，可选用升眼压作用较弱的药物，如氟甲松龙。

（3）严重葡萄膜炎患者比较棘手。另外，葡萄膜炎本身也可引起各种类型的青光眼，或由于减少房水生成而掩盖青光眼。

（4）各种类型的抗青光眼药物治疗均有效。

（5）激光小梁成形术的效果较差。

（6）滤过术的效果与原发性开角型青光眼类似。

第四节　葡萄膜炎性青光眼

葡萄膜炎患者出现眼压升高和青光眼为一个多因素过程，并可视为眼内炎症的一种并发症。眼内炎症可直接改变房水动力学以及通过诱发结构变化改变房水动力学，从而导致眼压的升高、正常或降低。葡萄膜炎患者中出现的青光眼性视神经损伤及视野损伤主要为眼压控制不良导致的影响，对于葡萄膜炎引起的高眼压和青光眼患者的主要治疗目的为控制炎症疾病及通过适当的抗感染治疗，防止导致房水排出相关的永久性结构变化。通过药物或手术方式控制眼压为次要目的。

本节定义并讨论了葡萄膜炎及眼压升高或继发性青光眼患者的病理生理学作用机制、诊断和治疗策略。本节通过对特异性葡萄膜炎实体（最常导致眼压升高及青光眼）的描述得出了结论。

在常规使用中，使用术语葡萄膜炎涵盖所有眼内炎症的情况。葡萄膜炎可导致急性、一过性或慢性眼压升高。通常使用术语炎性青光眼和葡萄膜炎性青光眼指代任何葡萄膜炎和眼压升高的患者。然而，在葡萄膜炎及未证实的"青光眼性"视神经损伤或"青光眼性"视野缺损患者中，使用术语如葡萄膜炎性眼压升高、葡萄膜炎继发性眼压升高或继发性眼压升高指代葡萄膜炎及仅眼压升高的患者更为合适。如果对眼内炎症进行缓解或适当的治疗，那么需要证实眼压升高并未进展为继发性青光眼。

术语炎性青光眼、葡萄膜炎性青光眼或葡萄膜炎继发性青光眼应为葡萄膜炎、眼压升高及"青光眼性"视神经损伤或"青光眼性"视野缺损患者保留。在大多数葡萄膜炎性青光眼患者中，青光眼性视神经损伤主要为眼压升高导致的后遗症。因此，应在已知无眼压升高病史的患者中询问其是否确诊为葡萄膜炎性青光眼。此外，对于任何青光眼非典型视野缺损及视神经乳头正常的患者，应证实其是否已确诊为葡萄膜炎继发性青光眼。这是因为多种类型的葡萄膜炎，尤其是影响眼后段的葡萄膜炎会导致脉络膜视网膜及视神经病变，从而造成视野缺损。对于这一诊断的区分非常重要，因为在活动性炎症疾病患者中，视野缺损是可以通过适当的治疗得到缓解或改善的，而在葡萄膜炎患者中真正的青光眼视野缺损是不可逆的。

一、流行病学特点

在美国和欧洲，葡萄膜炎的致盲率可能为5%～10%，而发展中国家葡萄膜炎的致盲率高达25%。在美国，葡萄膜炎全因患病率为114.5/100 000～204/100 000，而年发生率为17/100 000～50/100 000。葡萄膜炎可见于所有年龄阶段的患者人群中，但早前报道显示，峰值发生率出现在25～44岁患者人群中，近期数据显示，葡萄膜炎的发生率随年龄的增长而增加。尽管儿童仅占葡萄膜炎患者的5%～10%，但葡萄膜炎儿童出现视力丧失的风险相对较高。葡萄膜炎患者视力丧失的常见原因包括继发性青光眼、黄斑囊样水肿、白内障、低眼压，视网膜脱离、视网膜下新血管形成或纤维化及视神经萎缩。

在所有葡萄膜炎患者中，约25%的患者在其炎症疾病病程的某个时间会出现眼压升高。总之，葡萄膜炎引起的眼压升高及葡萄膜炎性青光眼为前葡萄膜炎和全葡萄膜炎较为常见的并发症，因为眼前段中的炎症可能会直接干扰房水排出的途径（表3-9）。肉芽肿性葡萄膜炎患者比非肉芽肿性葡萄膜炎患者更常出现葡萄膜炎性青光眼。考虑了葡萄膜炎的所有病因后，在成人中葡萄膜炎性青光眼的患病率为5.2%～19.0%。葡萄膜炎儿童患者中青光眼的总体患病率与成年患者相似，范围为5.0%～13.5%。然而，据报道，葡萄膜炎性青光眼儿童的视力预后更差。

表3-9 继发性青光眼相关的常见葡萄膜炎疾病

前葡萄膜炎
幼年型类风湿关节炎富克斯异色性葡萄膜炎
青光眼睫状体炎危象（Posner-Schlossman综合征）
HLA-B27相关葡萄膜炎（强直性脊柱炎、Reiter综合征、银屑病关节炎）
疱疹性葡萄膜炎
晶状体性葡萄膜炎（晶状体抗原性葡萄膜炎、晶状体溶解性青光眼、晶状体颗粒、闭角型青光眼）
全葡萄膜炎
肉瘤样病
福格特-小柳-原田综合征
Behget综合征
交感性眼炎
梅毒性葡萄膜炎
中间葡萄膜炎
睫状体扁平部亚型的中间葡萄膜炎
后葡萄膜炎
急性视网膜坏死
弓形体病

二、病因

眼压取决于房水分泌和房水排出的平衡。在大多数葡萄膜炎病例中，眼压升高的出现并不能通过单一的作用机制来解释，而是多种病理学因素共同作用的结果。然而，在所有导致葡萄膜炎患者眼压升高的作用机制中，其最常见的作用途径为房水通过小梁网状结构的排除作用受阻。眼内炎症可能是由于房水分泌紊乱、房水量产生变化、眼组织浸润及诱导眼前段解剖学不可逆改变（例如眼周虹膜前粘连及后端粘连，这可能会导致房角关闭）而导致房水排出作用受损。这些变化可导致重度且对所有药物治疗均存在抵抗性的青光眼。令人新奇的是，采用皮质类固醇治疗葡萄膜炎也可能会导致眼压升高。

导致葡萄膜炎患者眼压升高的病理生理机制可简单地分为开角型或闭角型。该分类在临床上具有价值，因为对于这两种分类的初始治疗方法有所不同。

三、开角型青光眼的作用机制

（一）房水分泌异常

睫状体炎症通常会导致房水生成减少。如果眼内房水排出正常但房水分泌减少，这种情况会导致急性葡萄膜炎患者眼压降低或频发低眼压。然而，如果由于小梁网状结构的房水灌流降低而使房水生成减少的眼内并发房水排出作用损伤或房水排出损伤加重，那么眼压可能会恢复正常或可能升高。关于破坏葡萄膜炎眼内血液-房水屏障是否可导致房水分泌过多尚存在争论。如果这种情况存在，那么房水生成增加可能会促进葡萄膜炎患者眼压升高。然而，相对于睫状体功能，眼内炎症患者眼压升高的最可能解释为房水生成恢复正常，而房水排出减少。

（二）房水蛋白

房水内容物的改变为其中一种解释葡萄膜炎相关眼压升高发作的相关假设。破坏血液-房水屏障导致蛋白质流入眼内为葡萄膜炎患者眼内的最早变化，这种变化可能会影响房水排出，使眼压升高。在正常眼内，房水中的蛋白质含量约比正常血清中的蛋白质含量低 100 倍。然而，一旦血液-房水屏障被打破，房水蛋白浓度类似于未稀释的血清蛋白浓度。房水蛋白浓度增加，可能会降低房水流入前房角的流速，机械性阻塞小梁网状结构，并导致内皮细胞内衬的小梁网状结构梁功能障碍，从而损伤房水排出功能。此外，蛋白质可促进后端或周边虹膜前粘连的发生。如果血液-房水屏障的完整性得到恢复，那么房水蛋白浓度对于房水排出和眼压的影响可能会得到逆转。然而，如果血液-房水屏障的渗透性出现永久性损伤，那么即使眼内炎症得到缓解，血清蛋白也可能持续渗漏至前房。

（三）炎症细胞

葡萄膜炎患者眼内蛋白质流入后不久可能会流入炎症细胞（分泌炎症介质，如前列腺素和细胞因子）。认为眼前段中的炎症细胞对眼压的直接影响要大于房水蛋白的影响。炎症细胞会通过浸润小梁网状结构和施莱姆管，并增加对于房水排出的机械性阻滞而使眼压升高。肉芽肿性葡萄膜炎患者出现眼压升高的风险较高，因为肉芽肿性葡萄膜炎患者对巨噬细胞和淋巴细胞的浸润作用要大于非肉芽肿性葡萄膜炎患者，在非肉芽肿性葡萄膜炎患者中，细胞浸润可能包含较高比例的多形核细胞。葡萄膜炎慢性、重度或复发性发作可能会损伤小梁内皮细胞，在小梁网状结构及施莱姆管中形成瘢痕，或形成覆盖小梁网的透明膜，从而导致小梁网状结构的永久性损伤。前房角中的炎症细胞及细胞碎片可能会促进周边前段和虹膜后粘连的形成。

（四）前列腺素

已知前列腺素会产生多种眼部炎症体征，包括血管舒张、瞳孔缩小及血管渗透性增加，并对眼压存在复杂的相互作用。尚不明确前列腺素是否会直接影响葡萄膜炎患者的眼压。鉴于前列腺素对血液-房水屏障的作用，可通过增加房水蛋白、细胞因子和炎症细胞的流入而直接促进眼压升高。此外，前列腺素还可通过增加葡萄膜巩膜流出而降低眼压。

（五）小梁网炎

如果眼内炎症反应位于小梁网状结构，则诊断为小梁网炎。小梁网炎的临床表现为小梁网状结构存在炎症沉淀物，但并不存在活动性眼内炎症的其他迹象，例如角膜后沉淀物、房水细胞或闪辉。在小梁网炎患者中，由于炎症细胞累积所致小梁网状结构的机械性阻塞、小梁网肿胀及小梁内皮细胞吞噬作用的降低而使房水排出减少。由于睫状体中房水生成功能通常并不受到影响，因此房水排出减少会使小梁网炎患者眼压显著升高。

（六）类固醇引起的高眼压

皮质类固醇被视为葡萄膜炎患者治疗的一线药物。无论是外用、全身用或眼周或 Tenon 囊下注射，已知皮质类固醇可加快白内障的形成，并通过增加排出阻力而使眼压升高。这可能会通过如下 3 种方式发生：通过诱导小梁网状结构物理性和机械性改变；通过增加小梁网状结构中物质的沉淀；通过降低小梁网状结构中物质的分解。对于前列腺素合成的抑制作用为另一种作用机制，因为皮质类固醇可能会损伤流出功能。

采用术语类固醇引起的高眼压及类固醇反应者指代出现皮质类固醇治疗相关的眼压升高。经过4～6周的外用类固醇治疗后，35%的患者眼压至少升高了5mmHg，5%的患者眼压升高超出16mmHg。类固醇反应风险与皮质类固醇治疗的持续时间和剂量相关。青光眼患者、青光眼疑似患者、青光眼患者一级亲属、老年人群、结缔组织疾病患者、1型糖尿病患者、高度近视人群及10岁以下儿童为类固醇反应的高危人群。尽管类固醇引起的高眼压可能会在皮质类固醇治疗诱导后的任何时间出现，但最常在治疗开始后的2～8周内发生。与其他给药途径相比，局部类固醇治疗最常导致类固醇反应。在眼压难以控制的易感患者中，眼周和玻璃体内类固醇注射可能会导致急性眼压升高。在大多数情况下，停用皮质类固醇后眼压便可恢复正常。然而在某些情况下，尤其在类固醇积存注射后，眼压可能会持续升高达18个月或18个月以上。在这些情况下，如果眼压无法通过药物控制，那么可能需要手术清除积存的类固醇或采用浸润手术。出于该原因，当患者可能为已知的类固醇反应者时，应避免类固醇积存。近期用于治疗后葡萄膜炎的类固醇释放方法，如醋酸氟轻松植入体（Retisert），其3年内眼压升高的风险达71%。植入类固醇器械和青光眼引流器械的合并手术可能对所选患者有益。

当接受皮质类固醇治疗的葡萄膜炎患者出现眼压升高时，通常难以了解眼压升高是由于房水分泌恢复、眼内炎症所致房水排出功能受损、类固醇反应导致的，还是如上三者共同导致的。逐渐降低类固醇剂量而使眼压降低可能会证实类固醇引起的高眼压，但眼压降低同样可能继发于房水经小梁网状结构的排出量获得改善或炎症复发伴房水分泌不足。如果在持续需要全身皮质类固醇治疗的活动性眼内炎症患者中疑似存在类固醇反应（无法通过药物轻易控制），这可能为开始接受类固醇节制药物治疗的适应证。如果在可控性或非活动性葡萄膜炎患者中疑似存在类固醇引起的高眼压情况，应试图降低皮质类固醇的浓度、剂量或使用频率。

四、闭角型青光眼的作用机制

葡萄膜炎导致的前房结构发生形态学改变通常是不可逆的，并且会改变或防止后房房水流入小梁网状结构，从而使眼压显著升高。结构性改变（通常会导致继发性房角关闭）包括周边虹膜前粘连、虹膜后粘连及瞳孔残膜，从而会导致瞳孔阻塞，而且通常会使睫状体向前旋转降低。

（一）周边虹膜前粘连

周边虹膜前粘连为虹膜和小梁网状结构或角膜间粘连，这可能会完全阻塞或影响房水通过小梁网状结构。经前房角镜检查，周边虹膜前粘连为前葡萄膜炎较为常见的并发症，肉芽肿性葡萄膜炎患者比非肉芽肿性葡萄膜炎患者更常出现。周边虹膜前粘连是由于炎症介质（将虹膜表面拉入房角）组织化所导致。在既往存在房角狭窄或虹膜膨隆导致房角狭窄的患者中更常出现该疾病。虹膜粘连通常较宽，涵盖房角的较大片段，但也可能会不完整或被遮盖，仅影响小梁网状结构或角膜的较小部分。在葡萄膜炎相关周边虹膜前粘连的情况下，即使大部分房角保持开放，患者的眼压仍可能升高，因为其余的房角由于之前受到炎症损伤（前房角镜检查检测不到）而造成功能性受累。

在复发性或慢性葡萄膜炎患者中，持续周边虹膜前粘连可能会造成房角完全闭合。应在所有出现房角关闭或广泛周边虹膜前粘连的葡萄膜炎病例中，对虹膜和房角新血管形成进行探索。房角或前段虹膜表面纤维血管组织收缩可能会快速引起完全和重度房角闭合。葡萄膜炎继发性新生血管性青光眼通常对药物和手术治疗存在抵抗性，并且预后欠佳。

（二）虹膜后粘连

房水中炎症细胞、蛋白和纤维蛋白可能会刺激虹膜后粘连的形成。虹膜后粘连为后段虹膜表面和前段晶状体囊，无晶状体患者中玻璃体或人工晶状体植入患者中人工晶状体间粘连。出现虹膜后粘连可能与葡萄膜炎的类型、持续时间和严重度相关。虹膜后粘连的程度越大，瞳孔可扩大的程度就越小，随着葡萄膜炎复发，形成进一步粘连的风险便越大。

使用术语瞳孔阻塞表示虹膜后粘连导致后房角和前房角间房水通过瞳孔孔径的流量受损。瞳孔关闭是指虹膜后粘连延伸至瞳孔周围360°，瞳孔残膜可能会导致瞳孔完全阻塞。在该疾病患者中，后房角至前房角并无房水流过。后房角中房水积聚可能会使眼压出现重度升高，并导致虹膜向前旋转至前房角或造成虹膜膨隆。在持续存在炎症的患者眼内，虹膜膨隆可能会因同位虹膜角膜接触导致周边虹膜前粘连，从而快速出现房角关闭，即便在既往为开角型的眼内也可能会出现这种情况。在葡萄膜炎伴瞳孔阻塞的某些患者中，如果虹膜晶状体粘连范围较大，那么仅周边虹膜可能会向前膨隆，并且在未使用前房角镜检查的情况下很难诊断虹膜膨隆。

（三）睫状体前旋

急性眼内炎症可能会导致睫状体肿胀及睫状体上或脉络膜上腔积液，这会导致睫状体前旋，从而导致非瞳孔阻塞所致的房角关闭。这种类型房角关闭所致的眼压升高最常出现在虹膜晶状体炎、环形脉络膜脱离及后巩膜炎患者中，也可见于急性期福格特-小柳-原田综合征患者中。

五、诊断

对于葡萄膜炎患者中青光眼的确诊和治疗依赖于全面的眼科检查和适当的辅助性检测。需要裂隙灯检查以确定葡萄膜炎的分类、炎症活动度及炎症反应的类型。可按照眼内炎症的原发部位对葡萄膜炎进行解剖学归类，分为前葡萄膜炎、中间葡萄膜炎、后葡萄膜炎或全葡萄膜炎。

在前葡萄膜炎和全葡萄膜炎患者中出现葡萄膜炎性青光眼的可能性较高，在这两类葡萄膜炎患者中，涉及房水排出的结构组织更可能会受到眼内炎症的损伤。可通过评价前房房水细胞和前房闪辉及玻璃体细胞和浊度来确定眼内炎症的严重度。此外，应记录炎症疾病引起的眼部结构变化，如周边虹膜前粘连或虹膜后粘连。

葡萄膜炎患者眼内炎症反应可能为肉芽肿性反应或非肉芽肿性反应。前段中肉芽肿性葡萄膜炎的迹象包括突变子脂肪角膜后沉淀物和虹膜结节。肉芽肿性葡萄膜炎导致葡萄膜炎性青光眼的发生率高于非肉芽肿性葡萄膜炎。

前房角镜检查为葡萄膜炎和眼压升高患者眼科检查中最为关键的部分，应利用缩进中央角膜并将房水推入房角的镜头进行检查。前房角镜检查可显示是否存在炎症介质、周边虹膜前粘连及房角中新血管形成，从而可区分开角型青光眼和闭角型青光眼。

眼底检查时，尤其应关注视神经，并应对凹陷、出血、水肿或充血情况进行评价。还应评估视网膜神经纤维层厚度。在未证实青光眼性视盘损伤或视野缺损的情况下，不应确诊为葡萄膜炎性青光眼。尽管后极中视网膜或脉络膜视网膜病变并不会促进葡萄膜炎性青光眼的出现，但应记录病灶（可能会表现为视野缺损，而且会误诊为葡萄膜炎性青光眼）的存在和位置。

在每次临床评价时需要测量压平眼压，并应由可信赖的相关人员定期进行视野检测。其他的辅助性检测也可能有助于对葡萄膜炎和眼压升高患者进行诊断和随访，这些辅助性检测包括激光闪辉光度测定及眼部超声检查。激光闪辉光度测定能够检测到裂隙灯检查无法进行评价的前房闪辉或蛋白含量的微小变化。分光光度计可检测到的变化对于确定葡萄膜炎的活动性具有价值。B超及超声生物显微镜检查可通过证实睫状体和虹膜角膜房角形态，有助于评价葡萄膜炎性青光眼，并有助于确定葡萄膜炎患者眼压升高及眼压异常偏低的情况。

六、治疗

对于葡萄膜炎引起的高眼压或葡萄膜炎性青光眼患者的首要治疗目标为控制患者眼内炎症和预防眼内结构永久性改变。在一些患者中，仅对眼内炎症采取适当的治疗便可使眼压恢复正常。此外，可在早期采取抗感染治疗联合散瞳剂及睫状肌麻痹药治疗来预防葡萄膜炎不可逆的影响，如周边虹膜前粘连和虹膜后粘连。

大多数葡萄膜炎病例的一线治疗需要外用皮质类固醇、经眼周或Tenon囊下局部注射或全身性用药。尽管外用皮质类固醇对于前段炎症的治疗有效，但对于罹患活动性后段炎症的有晶状体眼植入患者而言，仅靠此疗法是不够的。外用皮质类固醇的给药频率取决于前段炎症的严重程度。1%醋酸泼尼松龙控制前段炎症的效果优于大多数其他外用皮质类固醇制剂。此外，外用类固醇制剂最有可能导致类固醇引起的高眼压和后囊下白内障。一种新的外用类固醇制剂——二氟孕甾丁酯，显示其在较低的给药频率下可与1%醋酸泼尼松龙的疗效相当。目前尚无有关该药导致眼压升高和白内障倾向的相关数据。低效外用类固醇制剂，如利美索龙、氟米龙、甲羟松和依碳酸氯替泼诺，不太可能引起类固醇反应，而且这类制剂在控制眼内炎症方面的疗效较低。根据我们的经验，外用非甾体抗炎药在治疗葡萄膜炎和预防其并发症方面并未发挥显著作用。

眼周注射曲安西龙（40mg/mL）达Tenon囊下空间或通过下眼睑经中隔注射，或玻璃体内注射不含防腐剂的曲安西龙制剂，可有效控制前段和后段眼内炎症。眼周和眼内用类固醇的主要缺点在于其导致易感者出现眼压升高和白内障的可能性较大。因此，不建议在罹患葡萄膜炎和高眼压的患者中进行眼周给药注射积存类固醇，因为该药物具有长效作用，不容易停药。

口服皮质类固醇是葡萄膜炎的主要治疗方法，起始剂量高达1mg/（kg·d），这取决于疾病的严重程度。一旦眼内炎症得到控制，应降低全身用类固醇的剂量。鉴于全身用类固醇的不良反应或持续的疾病活动性，仅使用皮质类固醇无法持续控制眼内炎症，因而可能需要使用免疫抑制剂或减少类固醇用药。常用于治疗葡萄膜炎的类固醇节制制剂，包括环孢素、甲氨蝶呤、硫唑嘌呤、吗替麦考酚酯及新研发的TNF-α抑制剂和其他生物制剂。烷化剂，如环磷酰胺和苯丁酸氮芥，通常用于重度葡萄膜炎患者。

散瞳剂和睫状肌麻痹剂用于治疗罹患前段眼内炎症的患者，从而减轻睫状肌和虹膜括约肌痉挛引起的疼痛和不适。由于这些制剂还能使瞳孔扩大，所以这类制剂也有预防和治疗粘连的功效，可以改变眼内房水流量，并升高眼压。为实现这一目的，常用处方药包括阿托品、东莨菪碱、后马托平和托吡卡胺。一些临床医师更青睐于采用相对短效的制剂，从而在扩张位减少周边虹膜后粘连形成的风险。

一旦眼内炎症得到适当处理，应给予特殊治疗以控制眼压。通常情况下，葡萄膜炎引起的高眼压或葡萄膜炎性青光眼的药物治疗主要依赖于眼内房水抑制剂来控制眼压。治疗葡萄膜炎性青光眼的抗青光眼药物包括β受体阻滞剂、碳酸酐酶抑制剂、肾上腺素能药和高渗药，可控制眼压骤升。总体来讲，在罹患葡萄膜炎的患者中应避免使用缩瞳剂和前列腺素制剂，因为这类药物可能使眼内炎症加重。外用肾上腺素能拮抗剂也是治疗葡萄膜炎性青光眼患者眼压升高的药物治疗方案，因为这些药物能在不影响瞳孔大小的情况下减少眼房水生成。在葡萄膜炎患者中常用的β受体阻滞剂包括噻吗洛尔、倍他洛尔、卡替洛尔和左布诺洛尔。倍他洛尔对肺部造成的不良反应较小，所以在结节性葡萄膜炎和已知存在肺病的患者中使用较为安全。据报道，美替洛尔会导致某些患者出现肉芽肿性虹膜睫状体炎，所以应尽量避免在葡萄膜炎患者中使用该药物。

碳酸酐酶抑制药通过抑制眼房水生成来降低眼压，可采用外用、口服或静脉给药途径。据报道，口服碳酸酐酶抑制药乙酰唑胺会减少囊样黄斑水肿，而囊样黄斑水肿是葡萄膜炎患者视力丧失的常见原因。外用碳酸酐酶抑制药不大可能对黄斑水肿具有类似的作用，因为药物浓度很可能作用不到视网膜中。

治疗葡萄膜炎性青光眼的肾上腺素能药物包括安普乐定[尤其是控制钕（Nd）：YAG晶状体囊切开术后发生的急性眼压升高]和溴莫尼定，二者均为α_2受体阻滞剂，通过减少眼房水生成和增加葡萄膜巩膜流出量来降低眼压。还有报道称，肉芽肿性前葡萄膜炎是溴莫尼定治疗导致的一种迟发性（开始治疗后11～15个月）不良反应。尽管安普乐定和溴莫尼定目前不常使用，但肾上腺素和地匹福林二者主要通过增加眼房水流出量来降低眼压，也会促进瞳孔扩大，从而可能有助于预防葡萄膜炎眼部发生粘连。

前列腺素类似物可通过增加葡萄膜巩膜流出量来降低眼压。尽管此类药物能有效降低眼压，但对于治疗葡萄膜炎的益处却受到质疑，因为据报道，拉坦前列素会诱发眼内炎症和囊样黄斑水肿。然而，随机对照试验并未确立这种因果关系。

高渗药主要通过缩小玻璃体体积来迅速降低眼压，这类药物有助于治疗急性房角关闭的葡萄膜炎患者。丙三醇和异山梨醇可以口服给药，而甘露醇需要静脉给药。

通常避免在葡萄膜炎患者中使用胆碱能药，如毛果芸香碱、二乙氧膦酰硫胆碱、毒扁豆碱和卡巴胆碱。这是因为这些药剂导致的诱发型瞳孔缩小可能会打破血液-房水屏障，从而加强后粘连的形成，加重睫状体肌痉挛，延长眼内炎症反应。

七、闭角型青光眼的治疗

瞳孔阻塞导致的虹膜膨隆和关闭，是葡萄膜炎患者出现重度眼压升高和继发性青光眼的常见原因。当瞳孔阻塞，阻碍眼房水流出时，使用氩或Nd：YAG激光虹膜切开术或外科虹膜切除术重新建立前房和后房之间的通道。激光虹膜切开术可能会使前房炎症恶化或再活化。为减少发生此并发症的可能性，应在手术前后外用皮质类固醇对患者进行侵入性治疗。与氩激光相比，Nd：YAG激光需要释放的能量较少，而且引发的术后炎症也较少。因为激光虹膜切开术易于发生房角关闭，尤其在活动性炎症患者眼内，所以应进行多次虹膜切开术以确保房水流动充分。约40%的葡萄膜炎患者需要重复进行手术。为减少内皮损伤风险，不应对重度活动性葡萄膜炎或角膜水肿患者眼或周边虹膜前粘连区域行激光虹膜切开术。

当激光虹膜切开术失败或禁用激光手术时，应采取外科虹膜切除术。据报道，外科虹膜切除术可成功治疗周边虹膜前粘连（粘连部分不超过房角的75%）的葡萄膜炎患者。尽管外科虹膜切除术通常比激光虹膜切开术更有效，但是该手术可能会导致重度术后炎症，可通过以下方式降低这种可能性：术前和术后采用积极抗感染治疗；在手术可能还是有利的情况下静脉注射皮质类固醇。与激光虹膜切开术相比，大扇区外科虹膜切除术可能会延迟白内障的进展。

在无瞳孔阻塞迹象的情况下，睫状体前旋导致房角关闭的葡萄膜炎患者眼中，激光虹膜切开术和外科虹膜切除术毫无作用。对于这类罕见患者出现的房角关闭和眼压升高情况，最好采用免疫抑制疗法及房水抑制剂进行治疗。如果眼压不能得到药物控制，并且房角关闭因周边虹膜前粘连形成而不能逆转，则可能需要外科滤过术。

据报道，在广泛新形成的周边虹膜前粘连所致急性房角关闭的情况下，房角分离术可成功降低眼压，并建立正常的前房角。小梁分离术采用前房角切开刀对巩膜突的小梁进行视网膜剥离，从而使眼房水直接进入施莱姆管，该手术已用于控制不良的葡萄膜炎性青光眼儿童和青少年患者中。

不建议采用氩激光小梁成形术治疗葡萄膜炎引起的高眼压或葡萄膜炎性青光眼，因为热能和激光引发的其他炎症可能会进一步损伤之前受损的小梁网状结构。

在继发性葡萄膜炎性青光眼中，损伤的作用机制几乎均为高眼压。由于葡萄膜炎患者常并无原发性视盘病理学改变，而且患者相对较为年轻，所以患者可能会长时间忍受高眼压，而且在行外科手术之前患者对于高压眼的耐受水平更高。然而，如果患者在接受最大药物治疗后眼压仍不受控制或存在视神经损伤或视野缺损迹象，则需要进行外科手术来控制眼压。

在葡萄膜炎性青光眼患者中进行的外科手术包括小梁切除术（联用或不联用抗代谢药物）和导管引流术，例如Ahmed、Baerveldt和Molteno植入体。尚未确定葡萄膜炎性青光眼患者的最佳外科手术。

对葡萄膜炎患者进行的所有外科手术都存在术后闪辉的风险，该风险通常发生在术后1周。据报道，在经手术治疗的葡萄膜炎性青光眼病例中，有5.2%～31.1%的病例出现了术后炎症或葡萄膜炎的再活化。在术前静止期患者眼内，术后闪辉风险降低。对于择期手术，我们要求患者至少在术前3个月内保持眼处于静止期。为了降低术后闪辉风险，应在计划的手术日前大约1周，术后根据炎症反应增加或减少外用或全身用免疫抑制或二者联用治疗方案。术中采用眼周、眼内和（或）静脉给药途径，常规给予类固醇。对于在活动性疾病患者中进行紧急青光眼手术，预期会加重现有的炎症，所以可能需要侵入性外用治疗，并在术前口服[0.5～1.5mg/（kg·d）]或静脉注射高剂量的皮质类固醇。对于多数患者，由于单次冲击剂量不需要逐渐递减，因此我们更青睐于采用250～1 000mg的单次术中剂量、静脉注射甲泼尼龙。

据报道，小梁切除术在葡萄膜炎性青光眼患者中的成功率为62%～81%。然而，此类发现在某种程度上取决于随访间隔，而真实的意义并不完全清楚。在行小梁切除术的葡萄膜炎患者中，认为术后炎症反应会加快伤口愈合过程，但会导致滤过术失败。可通过采用术前侵入性抗炎疗法和抗代谢疗法（如丝裂霉素C，其疗效胜过5-氟尿嘧啶）来改善葡萄膜炎患者中小梁切除术的结局。然而，滤过术联用创口调节剂的较高成功率会导致较高风险的张力减退、疱疹渗漏和眼内炎。在行小梁切除术患者中，高达9.4%的患者术后报告了此类风险。葡萄膜炎性青光眼患者行滤过术后出现白内障进展的情况也较为常见。

植入体引流术也可用于治疗葡萄膜炎性青光眼，这在既往行滤过术失败的患者中最为常见。据报道，在葡萄膜炎患者中行植入体引流术比重复行小梁切除术更为成功，青光眼引流器械也用于葡萄膜炎性青光眼的初步治疗，我们需要进行进一步的研究来明确比较该方法与小梁切除术的治疗作用。葡萄膜炎性青光眼患者出现术后并发症（如脉络膜渗液、脉络膜出血和浅前房）的风险要高于原发性开角型青光眼患者。

非穿透性青光眼手术在葡萄膜炎性青光眼外科手术中可能也会存在一定的作用，但并非为大面积周边虹膜前粘连（阻碍小梁网状结构）患者的治疗选择。经证实，黏弹剂小管切开术对于开角型青光眼患者有效，而且并发症的发生率低于小梁切除术。较小的病例系列研究显示，在葡萄膜炎性青光眼患者中采用非穿透性手术可成功控制眼压。然而，还需要其他研究来验证非穿透性手术在葡萄膜炎性青光眼患者中的安全性和疗效。

当葡萄膜炎性青光眼患者的眼压无法通过任何其他药物或手术进行控制时，睫状体破坏性手术应视为最后一种治疗葡萄膜炎性青光眼的手段。睫状体冷冻疗法和接触及非接触激光冷冻消融术对于成功降低眼压的作用普遍相似。冷冻消融术治疗的主要缺点为：约10%的治疗眼会诱发重度眼内炎症反应，并出现眼球痨。

第五节　外伤性青光眼

眼球受到外伤后，患眼往往会出现眼压难以控制的情况。眼压可升高或者降低，这种情况可能急性发生，也可能多年后才出现。这两种情况，详细询问病史和眼部检查可确定眼内损伤的病因和严重程度，并可决定合适的治疗过程及随访方式。穿透伤和钝挫伤可导致眼内任何组织结构损伤。本节主要阐述外伤性前房积血、房角后退和睫状体离断。

一、外伤性前房积血

前房积血是指前房内有血液。出血量可能是微量的，称为"微量前房积血"，仅在裂隙灯下可见前房内有漂浮的红细胞。红细胞也可在前房内分层或沉积成液平面。"完全前房积血"指沉积成液平面的红细胞充满整个前房。完全前房积血可呈黑色的血凝块，被称为"8号黑球性前房积血"。钝挫伤或穿透伤均可导致眼球外伤性前房积血。大部分前房积血会逐渐消退并不伴后遗症，但也可出现再次出血、眼压升高和角膜血染等并发症。

（一）流行病学特点

（1）外伤性前房积血多见于年轻活跃男性，男女比例接近3：1。总体而言，出现再次出血、眼压不可控制或角膜血染的风险随出血量增加而增大。镰状血红蛋白病患者除外，这些患者更容易出现前房积血的并发症，但这与出血量无关。

（2）约35%的患者会再次出血，大多在伤后2～5d内发生。再次出血的血量常多于初次出血量，且易于出现并发症。

（二）病理生理

（1）钝挫伤产生的压力可导致虹膜和睫状体血管破裂。睫状体撕裂可损伤虹膜动脉大环。穿透伤可直接损伤血管。积血凝结成块，可封闭这些破裂的血管，但当血凝块收缩溶解时可发生再次出血。

（2）当红细胞、炎症细胞及碎屑阻塞小梁网时，眼压急性升高。前房内的血凝块引起瞳孔阻滞也可以导致眼压升高。"8号黑球性前房积血"常导致瞳孔阻滞，破坏房水循环通路。这是由于房水循环通路的破坏使前房氧浓度减少，导致血凝块呈现黑色外观。

（3）在镰状血红蛋白病患者中，红细胞因变僵硬而容易陷入小梁网内，在少量的前房积血时即可致眼压升高。此类患者因微循环异常而在低眼压下即可出现血管阻塞和视神经损害。

（三）病史和临床检查

（1）对于有外伤性前房积血的患者，应对外伤的时间和性质进行彻底评估，这对确定有无其他损伤及是否需要密切观察和治疗是很重要的。患者可无症状或有视力下降、畏光及眼痛。伴随眼压升高，可能出现恶心和呕吐症状。常可发现眼眶损伤或其他眼部组织损伤的迹象。

（2）裂隙灯检查：裂隙灯检查在前房内可见因压力所致大出血后漂浮的红细胞或伴有前房积血形成的液平面及角膜血染。可能还有其他眼组织结构受损的迹象，如白内障、晶状体脱位、结膜下出血、眼内异物、撕裂伤，以及虹膜损伤（如括约肌撕裂、虹膜根部离断或外伤性无虹膜）。

（3）前房角镜检查：再次出血的风险已过后才能进行前房角镜检查。外伤后3～4周检查时，房角可能未见损伤或见残血或房角后退。偶尔可见周边部前粘连或睫状体分离。

（4）后段检查：钝挫伤或穿透伤可累及眼后段组织。可能出现视网膜震荡、脉络膜裂伤、视网膜脱离、眼内异物或玻璃体积血。巩膜加压检查应推迟到再次出血风险过后，持续性玻璃体积血也可致血影细胞性青光眼而引起眼压升高。不像典型的红色血细胞，前房内可观察到棕褐色的血影细胞。血影细胞是退化的红细胞，它们可能通过破坏玻璃体前界膜从眼后段进入前房而阻塞小梁网。

（四）特殊检查

（1）对无法观察眼后段的患者，应进行B超检查。对怀疑有眼眶骨折或眼内异物的患者，应行CT扫描。

（2）对黑种人或西班牙人或镰状血红蛋白病家族史的患者应行镰状细胞溶解性检查及血红蛋白电泳，以确认镰状血红蛋白病的存在。

（五）治疗

（1）包扎患眼，嘱患者头高位卧床休息并限制活动，从而使血液沉积在视轴下方。忌用阿司匹林等非甾体抗炎药，局部滴用睫状肌麻痹剂和类固醇，以治疗炎症及防止粘连。口服抗纤溶药氨基己酸可预防再次出血。氨基己酸可致直立性低血压、恶心、呕吐，孕妇及有心、肝、肾疾病者禁用。

（2）眼压升高可局部滴用β受体阻滞剂、α受体激动剂或碳酸酐酶抑制剂（CAI）。缩瞳剂和前列腺素类药物可加重炎症反应，故应尽量避免使用。CAI 口服或静脉给药或给予高渗剂也可以降低眼压。但 CAI 可引起房水 pH 值上升，高渗剂可致血液浓缩，从而加重红细胞镰状化，故在镰状血红蛋白病患者中应避免使用。

（3）对有角膜血染风险、眼压失控或持续性眼痛的患眼应采用手术干预。对控制眼压的手术时机选择应个体化。对视神经尚健康的眼，在眼压 60mmHg 达 2d、50mmHg 达 5d 或 35mmHg 达 7d 时，应予手术干预。对有视神经或角膜内皮损伤及有镰状血红蛋白病的患眼，需要早期干预。镰状血红蛋白病患者的眼压大于 24mmHg 并超过 24h 即可手术。

（4）清除前房积血的手术方式包括前房冲洗、从角膜缘处将血凝块挤出或前段玻璃体切除以清除血凝块。条件许可时，应在伤后 4～7d 天清除血凝块，以防止新的出血。在大多数病例中可行巩膜瓣下滤过术以控制眼压。

二、房角后退

房角后退是指睫状体在纵向肌和环形肌之间发生撕裂。临床上，前房角镜检查时可见睫状体带异常加宽。

（一）流行病学特点

（1）眼前段发生钝挫伤或穿透伤后可致房角后退。是否发生房角后退性青光眼取决于睫状体损伤的程度。如果损伤超过 180°，则发生房角后退性青光眼的概率高达 10%。青光眼可在初次损伤数月至数年后出现。

（2）发生房角后退性青光眼的患者易患开角型青光眼。有研究表明，高达 50% 的患者其对侧眼日后眼压会升高。

（二）病理生理

房角后退是由睫状体的环形肌和纵行肌层间的撕裂所致。房水外流减少而导致房角后退性青光眼的发生。房水外流受阻可能是小梁网直接损伤或后弹力层样内皮增生覆盖小梁网的结果。

（三）病史和临床检查

（1）患眼有近期或远期外伤史。患者可无症状或出现眼压升高所致的眼痛、畏光和视力下降。可见青光眼视神经损伤所致的视野缺损或传入性瞳孔阻滞，也可见其他眼部或眶部结构损害。

（2）裂隙灯检查：裂隙灯检查可能见到之前外伤残留的体征，如角膜瘢痕或角膜血染、白内障、晶状体脱位、虹膜括约肌撕裂或虹膜根部离断。

（3）前房角镜检查：前房角镜检查可见睫状体带不规则变宽。可有虹膜突撕裂或巩膜刺更加突出的体征。正常睫状体周围的大小应大致均匀，且宽度不超过小梁网。有时，周边部前粘连可能影响外伤后房角后退的观察，通过与对侧正常眼相比可明确诊断。

（4）后段检查：眼后段可见既往钝挫伤或穿透伤损伤体征，如脉络膜裂伤、视网膜脱离或玻璃体积血。也可见患眼因眼压升高所致的视盘非对称性改变。

（四）特殊检查

视野检查可显示青光眼性视野缺损。

（五）治疗

对于外伤后前房角镜检查发现房角后退的患者，应注意随访，以利于及时发现青光眼。眼压一旦升高，往往难以控制。病程初期可用房水生成抑制剂治疗，必要时加用高渗剂。缩瞳剂往往使房角后退的病情加重，因患眼主要依靠葡萄膜巩膜途径来控制眼压，而缩瞳剂往往会减少房水经葡萄膜巩膜途径的外流。激光小梁成形术在房角后退的眼中作用有限，通常需要滤过术或植入青光眼引流装置来控制眼压。

三、睫状体离断

睫状体离断指的是睫状体插入巩膜突的部位出现局部脱离。可由钝挫伤、穿透伤或眼内手术所致，从而引起暂时性或长期性低眼压。

（一）流行病学特点

与钝挫伤或穿透伤所致的房角后退相比，睫状体离断较少见。对任何有外伤史或眼内手术史的低眼压眼，应考虑本病。

（二）病理生理

外伤导致睫状体从其插入附着的巩膜突处分离开，从而使房水从前房直接进入脉络膜上腔，导致低眼压。自发或诱发性的离断间隙关闭，可因房水的主要引流通道受损而导致急性眼压升高。

（三）病史和临床检查

（1）患眼有外伤史或眼内手术史，可无症状或有视力下降。患眼可出现低眼压或因原先的离断间隙自然闭合而发生眼压升高、眼痛、畏光及眼红。

（2）裂隙灯检查：裂隙灯检查可见既往钝挫伤或穿透伤残留体征，如角膜瘢痕或角膜血染、白内障、晶状体悬韧带断裂（晶状体脱位）、虹膜括约肌撕裂或虹膜根部离断。也可见既往眼内手术体征，如后房或前房型人工晶状体植入。与对侧眼相比，患眼可出现低眼压性角膜褶皱及浅前房。

（3）前房角镜检查：前房角镜检查可见房角隐窝明显加深，巩膜和睫状体间出现裂隙，与房角后退表现为不规则加宽的睫状体带不同。外伤后的患眼可有房角后退。

（4）后段检查：低眼压可导致脉络膜积液、脱离和脉络膜褶皱。低眼压性黄斑病变是指脉络膜皱褶累及黄斑部，有时伴视盘水肿。此时患者有明显的视力下降。有时可见既往外伤体征，如脉络膜裂伤、玻璃体后脱离或黄斑裂孔。

（四）特殊检查

对外伤后低眼压的患眼，若眼后段观察困难，应行B超检查，以排除隐匿性巩膜破裂或视网膜脱离。超声生物显微镜（UBM）是很有用的成像工具，可以探查出可疑的离断以及在图像上显示断裂的程度，有助于医师制订激光或手术治疗方案。

（五）治疗

应用阿托品有时可使断裂的睫状体闭合。氩激光和冷凝疗法可通过诱导睫状体和巩膜间瘢痕形成来治疗较小的裂隙。而大的离断伴持续性低眼压需要手术缝合。在睫状体离断间隙闭合后，眼压通常会急剧上升，应密切监测眼压。必要时酌情使用房水生成抑制剂和高渗剂。

第六节　原发性急性房角关闭和慢性闭角型青光眼

一、背景

（一）定义

房角关闭的特征是虹膜贴附于小梁网处，根据异常的解剖位置可分为4个层次：①瞳孔边缘（如瞳孔阻滞）；②睫状体（如高褶虹膜和继发性虹膜睫状体囊肿）；③晶状体（如晶状体膨胀性青光眼）；④晶状体后（如恶性青光眼）。

原发性房角关闭一般指的是房水流至瞳孔缘时外流阻力增加，即相对瞳孔阻滞。临床上可分为3个阶段：①对疑似窄角的原发性房角关闭，通常定义为房角≥270°看不见小梁网结构；②原发性房角关闭，为窄角合并周边房前粘连、眼压升高或突发性房角关闭；③原发性闭角型青光眼指的是原发性房角关闭合并青光眼视神经特征性损害。

超过半数的原发性闭角型青光眼患者多年无症状（慢性闭角型青光眼），直到突然出现房角关闭或视力严重降低。急性房角关闭是原发性房角关闭的一种特殊形式，其特征是眼压急骤升高（通常＞40mmHg）。患者主诉眼痛、恶心或呕吐，眼部出现结膜充血、角膜上皮水肿、瞳孔中度扩大及浅前房等症状。

（二）流行病学特点

虽然闭角型青光眼约占青光眼的25%，但它约占青光眼失明总数的1/2。相比欧洲和拉丁美洲，闭角型青光眼在中国、印度和东南亚地区更为普遍。浅前房、短轴长及小角膜是原发性闭角型青光眼的主要危险因素。在30岁及以上的人群中，每年急性房角关闭的发病率为（4～16）/100 000。除此之外，年龄≥60岁、女性、具有青光眼家族史及晶状体过厚也视为急性发作的危险因素。

（三）病理生理

在原发性房角关闭中，虹膜括约肌和晶状体前囊膜密切接触，使瞳孔缘处阻力增大而造成虹膜后压力增高，从而在前房（虹膜前）与后房（虹膜后）间形成压力差。虹膜向前背弓，造成房角缩窄，即疑似原发性房角关闭。周边虹膜黏附于小梁网，则可能阻塞小梁网，从而导致眼压升高及形成周边房角前粘连，即原发性房角关闭。如果瞳孔阻滞范围很大且房角已经很窄，则发生小梁网完全梗阻，眼压急骤上升，导致急性发作，即原发性急性房角关闭。如果相对瞳孔阻滞较轻且小梁网仅小部分阻塞，则眼压常在数年间缓慢上升，从而在无任何症状下导致慢性进行性视神经损害，这称为慢性闭角型青光眼。

（四）临床检查

1.前房角镜检查

前房角镜检查可以直观观察房角结构，是检查房角关闭不可或缺的检查方法。前房角镜检查应在完全黑暗的房间中进行，以使瞳孔尽可能缩小，从而更有利于裂隙灯检查时拓宽房角及检查瞳孔对光反射。窄角通常被定义为≥270°的房角区域看不见小梁网。动态前房角镜检查有利于区分虹膜粘连所致的房角关闭。在虹膜与角巩膜交界处出现粘连就可明确是虹膜粘连所致的房角关闭。周边前粘连可向周边延伸，最终导致虹膜粘连程度加重而引起房角关闭，从而使眼压逐步升高。周边前粘连的程度与青光眼发展的危险因素相关。

2.超声生物显微镜（UBM）和光学相干断层扫描（OCT）

前房角镜检查评估房角情况主要是定性和主观的评价方法，要做到对前房角进行客观和可重复的测量只能通过横断面成像设备，如超声生物显微镜（UBM）和光学相干断层成像（OCT）技术。相对于UBM而言，OCT在前房角成像上更具优点。OCT是一种非接触式仪器，图像分辨率更高。相比UBM，OCT在任意想观察的区域都具有更精准的价值。然而，UBM在检查睫状体时具有不可取代的作用。市售的时域和频域模型已被用于前房角成像（表3-10）。随着高分辨率OCT成像系统的发展，可以对包括巩膜突、Schwalbe线、施莱姆管、集合管等结构进行更详细的检查。高速成像可进行360°的房角检查。三维重建技术可使虹膜和房角结构可视化。使用OCT和UBM检查前房角，不仅提高了对房角关闭的诊断能力，也提高了我们对原发性房角关闭的病理生理学基础的认识。

表3-10　各型号OCT对前房角成像的比较

项目	StratusOCT	VisanteOCT	SL-OCT	RTVueFD-OCT	CirrusHD-OCT	CASIAOCT
年份	2002	2005	2006	2006	2007	2009
光源	超发光二极管	超发光二极管	超发光二极管	超发光二极管	超发光二极管	扫描激光
	820nm	1 310nm	1 310nm	840nm	840nm	1 310nm
轴向分辨率（μm）	10	18	<25	5	5	<10
扫描范围	6mm（宽）×2mm（深）	16mm×6mm	15mm×7mm	2mm×2mm（CAM-S）6mm×2mm（CAM-L）	3mm×1mm	16mm×6mm
扫描速度	400/s	2 000/s	200/s	26 000/s	27 000/s	30 000/s
固定视标	内、外视标	内、外视标	外视标	内、外视标	内、外视标	内、外视标

注　CAM-S：角膜-前段模式短波扫描；CAM-L：角膜-前段模式长波扫描。

二、原发性急性房角关闭

（一）诊断

（1）对于原发性急性房角关闭的症状，轻者仅单眼视物模糊和眼痛，重者可出现眼部及眼周剧烈疼痛、头痛、恶心、呕吐、出汗。患者可有亚急性房角关闭的病史，包括间歇性疼痛发作并可伴有轻度视物模糊，这可能与偏头痛相混淆。急性发作与药物散瞳、暗室环境、应激或长时间近距离工作相关。

（2）临床检查可见结膜充血、角膜上皮水肿、瞳孔中度散大、浅前房。虹膜常呈典型的前膨隆形态。眼压可高达80mmHg。常有轻度房水细胞和闪辉。

（3）角膜水肿时前房角镜检查很困难。在发作早期，视神经乳头表现为水肿和充血。

（4）需仔细检查对侧眼，因为基本上均伴有窄房角和浅前房。

（二）预后

（1）依据眼压升高的程度和发作持续时间，可导致不可逆性虹膜缺血性损伤，还可导致晶状体浑浊、虹膜萎缩、青光眼斑（前囊下晶状体上皮细胞浑浊形成的斑点），而且可导致视神经乳头苍白及与视杯凹陷不相符的视野缺损。

（2）患者的眼压可呈慢性升高，并逐步发展为闭角型青光眼。

（三）治疗

（1）治疗目的是降低眼压及防止复发。

（2）局部应用β受体阻滞剂、拟胆碱能剂和碳酸酐酶抑制剂及全身应用乙酰唑胺（静脉滴注250～500mg），在降低眼压和停止急性发作方面常有效。高渗剂（如静脉注射甘露醇2g/kg，超过45min）可在眼压控制不理想时使用。

（3）患者药物治疗无效时，氩激光周边虹膜成形术（ALPI）可在周边虹膜从180°～360°切开已关闭的房角。光斑大小约50μm，每次持续0.5s，能量为200～400mJ。最适能量选择应是以看见周边虹膜收缩为标准。应避免因激光能量过大而使虹膜烧焦。单行氩激光周边虹膜成形术（ALPI）是一种安全、有效的防止急性房角关闭的方法。

（4）角膜水肿消除后应立即行激光周边虹膜切开术（LPI），可防止复发。通过沟通前后房，建立房水流通通道，LPI降低了前房与后房之间的压力差。应在可能增加急性房角关闭风险的对侧眼行LPI手术。

（5）定期随访时，应监测患者的周边前粘连进展情况、慢性眼压升高情况及闭角型青光眼的进展情况。

三、慢性闭角型青光眼

（1）诊断闭角型青光眼需具备原发性房角关闭合并青光眼视神经改变。患眼常为浅前房。

（2）前房角镜检查可见窄房角伴大面积周边虹膜前粘连。晚期患眼可能仅见少许小梁网。视神经乳头可能出现典型的青光眼性视盘凹陷、盘沿变窄及视网膜神经纤维层变薄，与开角型青光眼相似。

（3）对闭角型青光眼的管理关键在于预防急性房角关闭和降低闭角型青光眼的进展速度。

（4）LPI可以拓宽房角，并防止进一步的房角关闭。然而，小梁网受到一定损害后，尽管行虹膜切开术，眼压仍升高，这时需要加用药物以降低眼压。

（5）患者合并有白内障，行晶状体摘除可以拓宽房角及降低眼压。

四、高熠虹膜

高褶虹膜的结构特征是虹膜在其根部被较大或位置异常的睫状突推向前方。相对瞳孔阻滞也可能在机制中起作用，特别是在老年患者中。当虹膜向前移动到一定程度时，小梁网可被阻塞。LPI术后仍为持续性窄房角，则称为高褶虹膜综合征。房角完全关闭时，出现小梁网阻塞和眼压升高。在不完全关闭时，功能性小梁网上部分开放，而眼压保持正常。

（一）诊断

（1）典型高褶虹膜多见于40～60岁的女性患者。

（2）如同相对瞳孔阻滞所致的房角关闭，其症状严重程度与房角关闭的速度有关。如果存在相对瞳孔阻滞因素，可发生急性发作，症状与急性房角关闭时相同。在大多数情况下，房角关闭缓慢而无症状，除非眼压很高或视野严重缺损。

（3）裂隙灯下，可见虹膜平坦且中央前房深。前房角镜压迫下可见"双峰"，标志着虹膜末端卷曲明显，且被睫状突向前推移，中央峰代表虹膜在晶状体前表面的部分。

（4）UBM可用于诊断高褶虹膜。

（二）治疗

（1）尚未发生小梁网阻塞时不需要针对高褶虹膜进行治疗。如果存在相对瞳孔阻滞因素，可行（激光周边虹膜切开术LPI）治疗。

（2）在高褶虹膜综合征中，氩激光周边虹膜成形术（ALPI）有利于使房角开放。标准治疗为氩激光在远周边虹膜光凝20～30个点，并超过360°。一些患者最终仍有必要行滤过术。

第七节　继发性闭角型青光眼

一、新生血管性青光眼

新生血管性青光眼（NVG）是一种继发性闭角型青光眼。最初，纤维血管膜生长覆盖在房角表面，导致开放性房角阻塞，病程随即进展，纤维血管膜收缩，关闭前房角，导致眼压明显升高，通常超过40mmHg。

（一）流行病学特点和病理生理

（1）新生血管性青光眼的确切发病率不明，常继发于多种眼病，最常见的是缺血性视网膜中央静脉阻塞（CRVO）和增殖性糖尿病性视网膜病变（PDR）。

（2）其他易发眼病包括缺血性视网膜中央动脉阻塞、眼缺血综合征、视网膜动脉分枝阻塞或静脉分枝阻塞、慢性葡萄膜炎、长期视网膜脱离和放疗等。

（3）有关NVG发病率的估计主要来自对CRVO的研究。所有CRVO中约1/3为缺血性，根据毛细血管无灌注区大小，有16%～60%的缺血性CRVO发生虹膜新生血管。约20%

的 PDR 可发生 NVG。约18％的视网膜中央动脉阻塞出现虹膜新生血管。出现虹膜新生血管是发生 NVG 的高危因素。

（二）病史

患者可无症状或有眼痛、眼红和视力下降的主诉。

（三）临床检查

1.裂隙灯检查

随眼压升高，可见角膜水肿。通常前房深且伴闪辉，可有前房积血，偶尔见白细胞。虹膜表面可见细小的、非放射状的新生血管。

2.前房角镜检查

角膜透明时，早期可见有新生血管网越过房角。晚期广泛的虹膜周边前粘连可阻塞部分或全部的房角。

3.后极检查

视网膜所见为原发疾病的病理改变。

（四）治疗

（1）通常药物治疗不能有效控制眼压，常需手术治疗。

（2）方式有联合抗代谢药的小梁切除术、引流物植入术或睫状体冷凝术。

二、虹膜角膜内皮综合征

虹膜角膜内皮综合征（ICE）是一组有相同特征的继发性闭角型青光眼，可分为3个临床类型：①原发性虹膜萎缩；②Chandler综合征；③Cogan-Reese综合征（虹膜痣）。

（一）流行病学特点

ICE 为少见病，其确切发病率未知。通常见于中年妇女，单眼发病。

（二）病理生理

3种 ICE 综合征有共同的病理生理变化：角膜内皮异常生长，跨过房角，覆盖于虹膜表面，并使虹膜出现特征性改变。发病初期，房角被阻塞但未关闭。随着病程的进展，内皮膜收缩，使房角关闭，虹膜和瞳孔变形。

（三）病史

早期患者常无症状，晚期可发现一眼视力下降伴虹膜变形。眼压升高时，可有眼痛或眼红的主诉。

（四）临床检查

1.裂隙灯检查

单眼角膜内皮层可见细微的如同锤击过的金属陷痕样改变。虹膜异常在各个临床类型中各有特点。

（1）原发性虹膜萎缩：因角膜内皮膜收缩牵拉虹膜，导致虹膜多处变薄，且瞳孔移位、变形。

（2）Chandler综合征：虹膜改变与原发性虹膜萎缩几乎相同，但角膜水肿较重，角膜改变更明显。

（3）Cogan-Reese综合征：虹膜扁平，正常虹膜组织从内皮膜小孔处刺入而形成小结节，呈蘑菇斑样外观改变。

2.前房角镜检查

病变初期，前房角镜下无明显改变；晚期可见大片不规则周边虹膜粘连，部分或全部房角关闭。

3.后段检查

眼底无异常表现，随眼压升高的程度，视乳头有相应青光眼改变。

（五）治疗

（1）通常药物治疗不足以控制眼压。

（2）常需要手术治疗，方式包括联合抗代谢药的小梁切除术、引流物植入术或睫状体冷凝术。

（3）当角膜水肿严重影响视力时可行角膜移植术。

三、房水错向性青光眼（恶性青光眼）

这一综合征常发生在眼部穿孔性手术后，也曾有报道在激光手术之后发生。

（一）流行病学特点

（1）Chandler在1951年报道，4％的患者在青光眼手术后发生恶性青光眼。

（2）自那时起，滤过术经历了一些变化，目前临床医生的印象是恶性青光眼较少发生。

（二）病理生理

（1）目前认为是眼内手术改变了房水的引流方向，使其直接流向玻璃体腔而非经过瞳孔流向前房。这导致扁平前房及眼压相对或明显升高。相对升高可以认为是高于正常眼压8mmHg。

（2）典型的扁平前房是滤过过畅引起低眼压和脉络膜脱离的结果，眼压升高不会超过10mmHg。某些情况下，本病的眼压可明显升高（＞30mmHg）。

（三）病史

（1）典型患者有近期眼科手术史，术后虹膜晶状体前移可导致视物模糊，但难以与正常手术后的视物模糊相区别。

（2）除非眼压明显升高，本病常无眼痛。

（四）临床检查

1.裂隙灯检查

前房均匀变浅，无虹膜膨隆。如发生于青光眼滤过术后，滤过泡常低平且无切口渗漏。眼压升高如前所述，如果眼压过高或有晶状体角膜接触，则可见角膜水肿。

2.前房角镜检查

通常情况下，因明显的虹膜角膜接触而无法行前房角镜检查。

3.后段检查

本病的特征之一是无脉络膜变化。

（五）特殊检查

UBM对本病十分有帮助，典型表现为睫状突变平且无前段脉络膜改变。

（六）治疗

（1）一般情况下，本病可用局部睫状肌麻痹剂和房水生成抑制剂治疗，药物治疗无效时可用手术治疗。

（2）手术关键在于破坏前玻璃体界面。如能在晶状体或人工晶状体的周边看到前玻璃体界面，可采用激光手术。

（3）如果不行，则需经睫状体平坦部行玻璃体切割术。手术者需在术中破坏前玻璃体界面。

第八节　典型病例教学探讨

慢性闭角型青光眼1例

一、病情简介

患者符某某，女，67岁，因"左眼反复胀痛及视力下降1年，复发加重1周"于2017年10月8日入院。

现病史：患者1年前无明显诱因出现左眼胀痛及视力下降，未重视，1周前患者左眼出现视物模糊伴胀痛，伴右侧头痛、恶心，就诊于当地医院，诊断为：左眼青光眼。治疗后无明显好转。

既往史：11年前，右眼因"青光眼"行手术治疗，此后失明。

入院情况：右眼视力NLP，左眼视力FC/20CM（管状视野，此为中心视力）。右眼眼压为23.5mmHg，左眼眼压为44.7mmHg。右眼结膜无充血，上方滤过泡扁平，角膜透明，前房轴深约1.5CT，周边<1/3CT，虹膜纹理清，未见粘连萎缩，晶状体浑浊明显，视盘苍白，C/D=1.0，视网膜在位，黄斑反光消失。左眼结膜轻充血，角膜浑浊水肿，KP-，前房轴深约1.5CT，周边<1/3CT，虹膜纹理清，未见粘连萎缩，晶状体中度浑浊，隐约见视盘边界欠清，C/D=0.7，视网膜在位，黄斑反光消失。房角镜检查：静态观察下，双眼窄Ⅳ；动态观察下，双眼全部关闭。

入院诊断：双眼慢性闭角型青光眼；双眼白内障；右眼抗青光眼术后；右眼视神经萎缩；右眼盲。

诊疗经过：入院后经积极降眼压后，左眼眼压降至28.2mmHg，视力为0.02，角膜恢复透明。同时完善相关检查，于2017年10月13日在全身麻醉下行左眼白内障超声乳化+人工晶状体植入+小梁切除+5-FU处理+虹膜周切+前房成形术。

出院情况：患者一般情况良好，左眼视力：FC/眼前，左眼结膜充血及结膜下少量出血，上方滤枕形成良好，角膜稍水肿，后弹力层皱褶，前房深度可，见较多渗出，TYN+，人工晶状体在位，晶状体前较多渗出覆盖，玻璃体轻度浑浊，视盘边界欠清，C/D=0.7，视网膜在位，黄斑反光消失。左眼眼压为7.8mmHg。右眼情况同前。

出院诊断：双眼慢性闭角型青光眼；双眼白内障；右眼抗青光眼术后；右眼视神经萎缩；右眼盲。

出院医嘱：具体如下。①出院带药：加替沙星眼液1滴滴左眼，每天4次，1%硫酸阿托品眼膏0.1g涂左眼，每天1次，每晚涂眼；妥布霉素地塞米松眼膏0.1g涂左眼，每天1次，每晚涂眼；重组牛碱性成纤维细胞生长因子眼用凝胶0.1g涂左眼，每天1次，每晚涂眼。尼莫地平片1片口服，每天3次。②定期复查左眼OCT、眼底照相、眼压。③出院1周后门诊复查，复诊时间：周二上午、周三上午青光眼门诊复查，若有不适，随时就诊。

二、病案分析

原发性青光眼分为开角型和闭角型，眼压升高时前房角开放者称为开角型青光眼，眼压升高时前房角关闭者称为闭角型青光眼。中国青光眼以闭角型青光眼为主，欧美以开角型青光眼为主。闭角型青光眼是由于周边虹膜堵塞小梁网或小梁网产生永久性粘连，房水流出途径受阻，引起眼压升高，从而造成视神经损害，引发视野损害的一类青光眼。患者具有前房浅、房角窄的特点。根据眼压升高是骤然升高还是逐渐发展，闭角型青光眼分为急性闭角型青光眼和慢性闭角型青光眼。

原发性闭角型青光眼可根据房角关闭的机制分为瞳孔阻滞型、非瞳孔阻滞型和多种机制共存型。瞳孔阻滞型是虹膜与晶状体接触紧密，房水从后房进入前房时受到阻碍，引起周边虹膜向前膨隆，导致周边房角狭窄甚至关闭，阻碍房水流出，引起眼压升高。非瞳孔阻滞型可分为周边虹膜肥厚型（又称虹膜高褶型）和睫状体前位型。

慢性闭角型青光眼是由于房角由点到面逐渐粘连，引起小梁网逐渐损害，导致房水流出途径受阻，引起的眼压升高、小梁网损害和眼压的升高程度都有个逐渐发展的过程。初起，患者没有眼压急剧上升的症状，早期容易被患者忽视，常到晚期视野明显受损后才发现，部分患者则是在体检时发现。

该病的诊断要点：浅前房，房角检查发现房角狭窄，有虹膜前粘连，一眼发病时，对侧眼可能视野、眼压正常，但前房角检查异常，中等程度的高眼压，视盘有典型的青光眼凹陷，青光眼视野损害。

暗室试验和暗室俯卧试验是原发性闭角型青光眼的激发试验，可引起患者眼压升高，升高8mmHg以上者为阳性。但该试验有风险，临床上不常用。

青光眼的治疗手段包括降眼压、保护视神经。降眼压的药物主要通过3种途径：增加房水流出、抑制房水生成、减少眼内容积。常用的青光眼手术分为解除瞳孔阻滞、解除小梁网阻力、建立房水外引流通道、减少房水生成、青光眼白内障联合手术。可根据患者不同的发病机制及疾病的阶段及眼压升高的程度来选用不同的治疗方式。

三、病例点评

本例患者既往有左眼反复胀痛及视力下降史1年余，近期加重。11年前右眼因青光眼行手术治疗。患者病史长，发展缓慢。眼压中度升高，前房浅，房角全部关闭，眼底检查见杯盘比0.7，管状视野。符合慢性闭角型青光眼的疾病特点。患者房角全部关闭，晶状体浑浊，降眼压药物难以控制眼压，可行青光眼白内障联合手术，摘除晶状体接触瞳孔阻滞因素的同时，行滤过性手术，增加房水流出，以达到降眼压的目的。患者为晚期青光眼，可加用神经保护药物。患者术后前节炎症重，需使用激素药物控制炎症，同时应使用阿托品散瞳，以防止恶性青光眼的发生。

滤过性手术通过缝线松紧调节滤过量多少，术后早期需注意防止恶性青光眼的发生。滤过泡关系着手术的成功与否，滤过泡的保养非常重要，术后宣教需要教会患者滤过泡常规保养方法。

四、教学探讨

本病例为较典型的晚期青光眼，且是单眼盲患者，因此选择在全身麻醉下行手术治疗，减少术中因局部麻醉产生并发症的可能。尼莫地平有保护视神经的作用，可以适当口服。

第四章 视神经疾病

第一节 先天性视盘发育异常

先天性视盘发育异常是由各种病因导致的胚胎期视泡发育异常产生的一组眼部疾病，常合并全身其他器官的异常。评估该类疾病时注意下面一些重要规律。①双侧视盘发育异常患儿常在婴幼儿期表现为视力差和眼球震颤；单侧视盘发育不良患儿常在学前期出现斜视。②常合并中枢神经系统异常：小视盘异常与大脑半球、垂体及其他脑中线结构，如透明隔、胼胝体发育异常相关；大视盘异常与牵牛花综合征、经蝶窦基底脑疝或其他系统畸形相关。③婴幼儿期各种导致视力下降的因素均可引起弱视，必要时可遮盖单眼。④凹陷性视盘发育异常及假性视乳头水肿，如视盘玻璃疣可伴一过性视物模糊。

一、视神经发育不良

视神经发育不良（ONH）为临床常见视盘先天发育异常疾病。胚胎期视泡内折形成视杯，裂隙闭合处位于腹侧、下部，也是视神经最终接入的位置。视柄是早期发育中连接从间脑来源的视神经与视泡的桥梁。由于胚胎期视泡内折形成视杯，也是发育过程中连接视神经与间脑的桥梁。因此，视神经发育异常疾病常伴有脑中线结构的异常。

（一）临床特征

视盘较正常小，形态异常，颜色灰白，周围常有一圈黄白色的色素或色素脱失环绕，呈现"双环征"，外环为巩膜与筛板的分界；内环为筛板视网膜色素上皮。此外，还有视网膜静脉迂曲表现。单侧视神经发育不良常伴有斜视；双侧视神经发育不良可有眼球震颤。

透明隔-视神经发育不良，即De-Morsier综合征，是婴幼儿常见视神经发育异常疾病。除眼底典型表现外，还有脑部透明隔缺损和垂体功能低下等症状。

常规磁共振扫描中除上述中线结构异常外，还可见发育不良侧眶内段视神经明显较正常侧变细、萎缩，甚至可累及视交叉。

（二）治疗

视神经发育不良一般无须治疗，针对合并中枢神经系统脑积水、癫痫、发育迟滞、脑瘫等，可采取手术、药物治疗及康复训练等处理方式。儿童透明隔-视神经发育不良合并生长激素、甲状腺素及肾上腺皮质激素水平异常时需要及时纠正，否则有生命危险。

二、节段性视神经发育不良

节段性视神经发育不良（SONH）是先天性视盘发育异常的一种类型，临床尤其以上方节段性视神经发育不良（SSONH）伴下方视野缺损最常见。其发病与母亲妊娠期1型糖尿病有关。

（一）临床特征

患者就诊时多无视力下降主诉，常为体检时发现"杯盘比扩大""视神经萎缩""不明原因视野缺损"而就诊。眼底表现为视网膜中央动脉向鼻上方偏斜进入视盘，导致视盘鼻上方神经纤维层变薄、盘沿变窄；部分伴有视乳头周围巩膜环。由于血管向鼻侧移位，故颞侧视杯相对扩大，外观貌似青光眼C/D增大。SONH患者BCVA虽然接近正常，但多有视野损害，最常见类型为颞下方缺损。SSONH患者同时合并正常眼压青光眼的比例较高，利用OCT技术，通过测量视盘周围各象限视网膜神经纤维层厚度（RNFL），有助于鉴别SSONH的原发异常和青光眼造成的继发损害。

先天性脑部疾患可以导致逆行性视盘神经纤维发育不良，称为"半侧视神经发育不良"。多为新生儿、婴儿期外伤、脑瘫及其他发育不良导致的视神经发育不良，眼底同样可以发现类似青光眼大杯凹样改变。患者就诊时常无急性发作的主诉，多在体检时发现。视野为同向性偏盲，与脑内病灶对应，可以鉴别。视盘OCT萎缩也呈现同向性损害。

（二）治疗

SSONH一般无须治疗，但合并正常眼压青光眼时需要治疗，并密切随访。

三、牵牛花综合征

牵牛花综合征属于视盘凹陷性发育异常之一，其他凹陷性异常还包括视乳头周围葡萄肿、巨大视盘、视盘小凹及视盘缺如等。

（一）临床特征

牵牛花异常单侧，女性多见。视盘表现为后极部包括视盘在内呈现大的喇叭样凹陷，外观类似牵牛花而得名。检眼镜下视盘明显扩大，放射状开口，内部有视网膜脉络膜色素环，表面覆盖灰白色的胶质组织。视网膜血管从视盘周边放射状发出，动静脉不易辨别。巨大凹陷可累及黄斑，出现视力下降的并发症。影像学中CT或MRI视神经后部也可显示为喇叭样改变，以及经蝶窦脑膨出。

（二）治疗

近40%的牵牛花视盘异常患者会出现视网膜脱离而导致失明，需要手术控制并发症。

四、视盘小凹

（一）临床特征

视盘小凹为位于视盘边缘的圆形或卵圆形小凹陷，颜色灰黄色。常见于视盘颞侧，也可出现在视盘其他任何部位，小凹周围伴视网膜色素上皮改变。视网膜睫状小动脉从小凹边缘发出。如果出现黄斑积液，则导致视力明显下降。OCT技术可以清晰显示视盘处小凹及黄斑水肿。

（二）治疗

视盘小凹如并发黄斑水肿或视网膜脱离，需要及时手术处理。

五、先天性倾斜视盘综合征

先天性倾斜视盘综合征为非遗传性双侧病变，由于视盘颞上方抬高向鼻下方移位，长轴倾斜进入，患者多有近视及散光。

（一）临床特征

眼底视盘椭圆形，颞上方高于鼻下方，呈"D"形，容易与真性视乳头水肿混淆。80％的患者为双侧改变，也有单侧改变的患者常因其他眼部不适就诊时被告知"异常"。一些患者甚至被诊断为颅内压增高而行腰椎穿刺检查。OCT检查可发现视盘倾斜，鼻上方神经纤维层明显变薄。视野检查双眼可伴颞侧部分视野缺损，并不遵从垂直中线，可以与鞍区病变相鉴别。由于视轴倾斜，加之视盘拥挤，在剧烈运动后可出现玻璃体牵拉出血，患者多因眼前飘黑影来诊。出血可自行吸收。如果患者合并急性视神经炎时视盘水肿更加明显，痊愈后仍留有鼻侧视盘边界不清。

（二）治疗

倾斜视盘常被误诊为视乳头水肿、颅内压增高而行过度检查和治疗。合并玻璃体前出血时一般无须激素治疗，可自行吸收。合并视神经病变时需要进行病因治疗。合并屈光不正及散光时可配镜。

六、有髓神经纤维

有髓神经纤维为正常胚胎发育过程中视交叉、视神经逐渐被髓鞘包裹，但除外眼内段视神经。仅0.3％～0.6％的人群检眼镜下可见有髓神经纤维。有髓神经纤维患者视力多正常，单眼患者可出现屈光不正、散光、斜视。

（一）临床特征

检眼镜下有髓神经纤维分布在视网膜后极部上方或下方，呈白色羽状分布，多与视网膜神经纤维走向一致。大片的有髓神经纤维可以包绕整个后极部视盘周围，严重者导致视力下降。视盘周围小片状有髓神经纤维容易被当做"视盘水肿"。视网膜周边小片状有髓纤维不影响视力与视野。

（二）治疗

有髓神经纤维无须治疗。

七、视盘玻璃疣

视盘玻璃疣为家族性，有遗传倾向，呈常染色体显性遗传。埋藏在视盘下的玻璃疣使得视盘变得拥挤，且随年龄的增加可逐渐变得显露。在老年人群中，视盘玻璃疣是前部缺血性视神经病变的高危因素之一。

（一）临床特征

视盘表面玻璃疣容易发现，检眼镜下可见黄白色结节样反光物质，可有自发荧光。埋藏的视盘玻璃疣可导致视盘隆起、边界欠清，为假性视盘水肿。患者视力接近正常，周边视野缺损比例很高，占71%～75%，其他视野损害类型还有神经纤维束样缺损及生理盲点扩大。眼部高频B超及颅脑CT均可见钙化的玻璃疣。老年视盘玻璃疣患者合并前部缺血性视神经病变时，视力和视野可出现相应的表现。

（二）治疗

无须治疗。如合并前部缺血性视神经病变，可对症处理。

八、其他

一些视盘先天发育异常无法归为上述具有特征性的疾病之中，但是临床也可见到与上述视盘异常之间有交叉的形态特征。

第二节　视神经炎

视神经炎（ON）是导致中青年人群急性视力下降的常见视神经疾病。其发病机制与免疫炎性反应后中枢神经系统脱髓鞘、胶质细胞增生、坏死密切相关。在白种人群中和多发性硬化（MS）疾病关系极为密切。随着对该病流行病学及病理机制研究的深入，ON的疾病谱也不断扩展，人们对ON的疾病分类、诊断及鉴别诊断及治疗都有了更深刻的认识。本节结合国内ON的疾病谱特点及前沿进展，重点对急性特发性脱髓鞘视神经炎、视神经脊髓炎、风湿免疫病相关视神经炎及儿童视神经炎等的临床与影像特征进行描述。

一、急性特发性脱髓鞘性视神经炎

急性特发性脱髓销性视神经炎（AIDON）是与多发性硬化（MS）密切相关的一类视神经脱髓鞘病变。发病机制为激活的T淋巴细胞在各种血管黏附因子的作用下，由受损的血脑屏障进入中枢神经系统，通过产生各种细胞因子介导免疫损伤，导致髓鞘脱失和寡突胶质细胞增生，形成脱髓鞘斑。

（一）临床特征

中青年患者，女性多见。急性单眼视力下降、视野缺损伴色觉障碍。病前或病初有轻度的转眼痛。视力下降在数天内达峰，少数2周内仍可下降。色觉障碍以红色觉饱和度下降尤为明显。检眼镜下视乳头可表现为正常或轻度水肿，视盘水肿患者约占1/3。严重的视乳头水肿、出血、视网膜大量渗出及黄斑星芒样渗出需要与其他疾病进行鉴别。急性期视野缺损表型多样：中心暗点、旁中心暗点、水平弓形缺损及偏盲在内的弥漫或局灶性缺损。单侧ON或双侧病变不对称时，可存在相对性瞳孔传入障碍（RAPD）阳性情况。电生理视觉诱发电位患侧见P100波潜伏期延长及波幅降低，为髓鞘脱失导致动作电位传递障碍。急性期影像学显示视神经的信号异常、强化或增粗，部分有发展为MS风险的患者脑内可见脱髓鞘病灶。注意部分MS患者因脑神经麻痹也可因复视首诊眼科，一些MS患者虽然无视神经炎发作，但存在临床视神经纤维萎缩。近年来，OCT技术广泛应用于临床，帮助鉴别视网膜疾病的同时，也可通过患者视盘周围神经纤维层及黄斑节细胞厚度的变化对患者的预后加以评估。Petzold等研究显示，不论ON或无视神经受累的MS患者，视网膜RNFL均较正常同年龄组变薄。我们对中国人视神经炎的研究也显示了同样的趋势。研究发现，寡突胶质细胞髓鞘糖蛋白抗体（MOG-IgG）被发现存在于一类不典型的视神经炎患者血清中，患者多具有双眼同时受累、视盘水肿、反复发作的特征。血清MOG抗体阳性视神经炎是否属于独立的一类疾病尚待进一步明确。

（二）鉴别诊断

（1）屈光不正、圆锥角膜、白内障等造成的视力下降可通过验光和裂隙灯检查发现，且患眼RAPD阴性。

（2）急性区域性隐匿性外层视网膜病变（AZOOR）与中心性浆液性脉络膜视网膜病变通过OCT及电生理检查可以明确诊断。黄斑病变导致的中心视力下降易误诊为视神经炎。先天性视盘发育异常与非器质性视力下降均需要鉴别。

（三）治疗

AIDON的治疗效果良好，预后较好。

急性发作期：予以大剂量糖皮质激素静脉冲击治疗，后续口服激素维持，逐渐减量。

MS-ON缓解期治疗：首次ON发作伴MRI颅内脱髓鞘病灶的患者需要联合神经科专家共同给予预防性治疗。

治疗药物包括β-干扰素、醋酸格拉默、米托蒽醌、那他珠单抗等。

二、视神经脊髓炎

视神经脊髓炎（NMO）是选择性侵犯视神经和脊髓的重症免疫疾病，与多发性硬化相比，无论从临床表现还是预后均有着明显不同。水通道蛋白特异性抗体，即AQP4-IgG或NMO-IgG的发现将其彻底与MS区分开来：NMO为循环抗体介导的免疫损害，MS则为T淋巴细胞激活启动的反应。

（一）诊断标准

NMO的诊断标准必须具备以下几点。

（1）视神经炎。

（2）急性脊髓炎。

（3）满足下述3个条件中的2个。①脊髓MRI≥3个连续长节段横贯性损害。②颅脑MRI不符合MS诊断。③NMO-IgG阳性。2015年国际NMO研究小组提出了NMO及其谱系疾病（NMOSD）的修正诊断标准：对于AQP4-IgG阴性的患者，诊断NMO时加入了临床特征及影像学证据。MRI中靠近中线部位病灶、间脑、最后区及大脑半球特殊病灶强烈提示NMOSD。

（二）临床特征

NMO首发可以表现为视神经和（或）脊髓损害，两者可以有时间上的间隔，首次发视神经炎时，如果血清AQP4-IgG阳性，需要警惕潜在的或后续脊髓发病的风险；反之亦然。NMO患者急性期眼底视盘水肿较IDON明显，且多为双眼同时受累，视力损害严重。MRI检查中显示长节段的视神经信号异常，累及视交叉、丘脑、胼胝体及其他中线脑区。脊髓损害为连续超过3个节段以上。OCT研究用于鉴别多发性硬化相关ON与视神经脊髓炎相关ON，结果证实后者不论视盘RNTL或黄斑GCC厚度降低均更加显著。

（三）治疗

Vodopivec等2015年提出治疗指南，目标人群除经典NMO外，尚包括复发性脊髓长节段、重症视神经炎及非典型表现但AQP4抗体阳性的患者。

（1）急性期复发的治疗首选静脉皮质激素冲击治疗和血浆交换。

（2）预防复发建议口服激素，起始剂量1mg/kg，缓慢递减至最小维持量。

（3）建议使用免疫抑制剂，如硫唑嘌呤、吗替麦考酚酯、利妥昔单抗等。

三、风湿免疫相关视神经炎

近年来，自身免疫视神经病概念的提出不仅意味着视神经炎疾病谱的扩展，也表明人们对该类疾病认识的逐渐深入。目前因缺乏统一的诊断标准，疾病分类也不一致，故尚存争议。但该类疾病确实与经典的多发性硬化相关视神经炎不论临床表现还是预后均存在很大差异。其特征包括反复发作、累及或不累及其他器官、NMO抗体阳性等。由于视神经、脊髓及其他中枢神经系统是结缔组织病变容易累及的部位，故患者可表现为急性视神经炎、视神经脊髓炎或视神经脊髓炎谱系疾病（NMOSD）。与前述多发性硬化相关视神经炎或视神经脊髓炎不同，风湿免疫疾病导致的ON、NMO或NMOSD通常伴有全身其他系统的损害。

（一）临床特征

患者可以因视神经炎与脊髓炎症状首诊，上述症状也可以是整个疾病过程中的一次活动性病变。当AQP4抗体与其他风湿免疫指标共同存在时，可以归类为NMOSD。很多结缔组织疾病致病机制为血管炎性改变，如系统性红斑狼疮、干燥综合征（SS）、ANCA相关血管炎、神经白塞病、抗磷脂抗体综合征等，同时可以出现视网膜栓塞及静脉炎病变。

（二）治疗

对于结缔组织病并发的视神经炎、视神经脊髓炎及其他中枢神经系统的损害，目前治疗的共识是一致的，均需要在急性期冲击治疗后给予免疫抑制剂，不同之处在于药物的选择。

四、儿童视神经炎

儿童视神经炎与成人有着不同的临床特征，如病前多有呼吸道感染及疫苗接种史；60%～70%双眼发病；视功能损害重；眼底异常比例高（视盘水肿、出血及渗出）；可伴发脑内大片脱髓鞘病灶，即急性播散性脑脊髓炎（ADEM）。儿童发展为多发性硬化的风险与年龄及脑内脱髓鞘病灶的数量相关。

（一）临床特征

急性双眼或单眼视力下降，伴头痛、眼球转动痛。病前多有发热及上呼吸道、消化道感染史。年龄较小的儿童常因家长发现写字歪头来诊。儿童单眼视力下降多因无法主诉而延误，直至另眼视力下降时才就诊。检眼镜下常见双侧视乳头水肿，严重时可以伴出血。双眼先后发病的儿童眼底可表现一侧苍白、一侧水肿，为假性 Foster-Kennedy 征。如果炎症病变部位靠近视神经颅内段或视交叉，则视盘水肿不明显。视神经炎可以发生于先天性假性视乳头水肿患者，借助磁共振视神经的强化可鉴别。能够配合完成视野检查的儿童表现为中心视野受损，视交叉受累者表现为颞侧偏盲。儿童视神经炎磁共振检查中可见患侧视神经明显增粗、全程强化。部分患儿脑内同时可见大片 ADEM 样脱髓鞘病灶或较小多发性硬化样病灶。儿童视神经炎患者对激素反应良好，治疗后视力恢复迅速，大部分患儿无须长期激素治疗。如颅内合并脱髓鞘病变的患儿，需要密切随访。近期儿童中枢神经系统脱髓鞘疾病与血清 MOC 抗体阳性之间的关系引起了人们的高度重视，我们诊治的病例中同样发现很多复发性视神经炎与 ADEM 患儿血清 MOG 抗体呈阳性。

（二）鉴别诊断

儿童 ON 诊断需完善多方面检查，排除感染及肿瘤。对激素治疗无反应的儿童需要排除 Leber 遗传性视神经病。对眼底无视盘水肿的患儿需要警惕心因性视力下降。

（三）治疗

儿童视神经炎激素治疗效果满意，急性期治疗推荐甲波尼龙 4～30mg/（kg·d），持续 3～5d。丙种球蛋白静脉注射可供有激素禁忌的患儿选择。有明显脑部症状患儿，如出现嗜睡、意识障碍、肢体瘫痪等，需要尽快转诊神经科治疗。

五、感染性视神经病变

（一）临床特征

感染性视神经病变因感染源及病原体不同而表现各异。临床常见结核、真菌及梅毒感染等。在国外，莱姆病也是一种累及视神经、视网膜的较常见病因，但国内由于缺乏特异性抗体的检测而少有诊断。梅毒感染的视神经损害表现形式多种多样，故称为"万能模仿者"，其临床表现与缺血性视神经病变、视盘血管炎、青光眼及其他不明原因的视神经萎缩容易混淆。

（二）治疗

感染性视神经病变的治疗与脱髓鞘视神经炎完全不同。应避免大剂量激素冲击治疗导致感染播散。

六、视神经视网膜炎

（一）临床特征

视神经视网膜炎除外猫抓病汉赛巴尔通体感染可引起外，尚有多种病原可导致，如莱姆病、弓形体病、梅毒、真菌感染等。除上述有明确感染源的视神经视网膜炎之外，临床尚有特发性视神经视网膜炎，多在上呼吸道感染后，黄斑星芒状渗出液的来源为视盘表面局部小血管的渗出，富含脂质的液体沿着外浆层和外界膜扩散，在黄斑周围形成特征性的星芒状。但黄斑星芒状渗出并非仅见于视神经视网膜炎。任何视盘水肿及视网膜渗出性疾病均能导致，如非动脉炎性前部缺血、高血压及颅内压增高、结节病等。

（二）治疗

特发性视神经视网膜炎为自限性，视盘水肿及黄斑渗出可逐渐消退，视力恢复。感染性病因需要针对病因进行治疗。

第三节　前部缺血性视神经病变

前部缺血性视神经病变（AION）位于筛板前的视神经。视力下降、视野缺损、眼底视盘水肿是常见的临床表现。AION按照血管病因分为非动脉炎性与动脉炎性，后者在欧美国家主要指巨细胞动脉炎（GCA）。由于视神经筛板前部的血流供给主要来自数条睫状后短动脉形成的Zinn-Haller环，因此小动脉硬化、血管炎、凝血异常、血流动力学改变等各种病因均可导致。

一、动脉炎性前部缺血性视神经病变

动脉炎性前部缺血性视神经病变（AAION）在白种人中最常见的病因是巨细胞动脉炎（GCA）。GCA平均发病年龄较NAION高龄，70岁以上患者常见。GCA累及睫状后动脉导致的前部视神经缺血只是其诸多系统性损害的表现之一，视神经、视网膜、脉络膜、眼肌、脑血管、心血管均可显示不同程度的缺血表现。由于GCA的预后极为凶险，因此需要警惕并提高对该病的临床辨识度。

（一）临床特征

高龄，年龄大于50岁的白种人，GCA是必须的鉴别诊断。患者出现急骤、严重视力丧失，伴头痛、头皮触痛、下颌跛行（长时间咀嚼后，咬肌无力）。如果病前存在视网膜TIA、复视，强烈提示GCA而非NAION。红细胞沉降率（ESR）：超过95％的GCA患者ESR增高。但增高程度并不表明疾病发展。如果临床表现高度怀疑GCA，但ESR正常，需进行颞动脉活检确诊。C反应蛋白（CRP）较ESR更具敏感性。如果ESR与CRP均增高，诊断GCA敏感度更高。颞浅动脉活检是诊断GCA的金标准。活检的阳性率与取材侧别、范围、激素的使用有关。但原则上不应等待活检结果而延误激素使用。荧光素眼底血管造影术（FFA）对诊断GCA意义重大。脉络膜血管片状充盈缺失或延迟，与NAION视盘强荧光不同。

中国GCA发病少见，部分原因出于颞动脉活检率低。国内常见一些结缔组织病，如系统性红斑狼疮、Takayasu大动脉炎、结节性多动脉炎、ANGA相关血管炎及白塞病等合并血管病变而导致的AION，我们也将其归为AAION的范畴。

（二）治疗

GCA是神经眼科急症，快速完善血液学检查后尽早给予大剂量激素治疗可以挽救视力、防止另眼发病。小剂量阿司匹林可以降低巨细胞动脉炎患者失明和脑卒中风险。巨细胞动脉炎的治疗有赖于长期激素使用。其他类型的AAION需要依病因与风湿科专家联合诊治。

二、糖尿病性视乳头病变

（一）临床特征

糖尿病性视乳头病变可以发生在老年人，表现为典型的前部缺血病变，也可出现在青年 1 型糖尿病患者。这种一过性或反复的视乳头水肿通常累及双眼，视力损害相对较轻，眼底改变为视盘不同程度水肿、血管扩张迂曲，水肿可以扩展至黄斑。视野多为水平或弓形缺损，与 NAION 类似。该病可自愈。发病机制不明，但确与视盘血供异常和轴浆运输障碍有关。Slagle 等将糖尿病性视乳头病变与前部缺血性视神经病变进行了比较。我们认为，前者的病变部位更靠近视盘表面的毛细血管而非视神经头部，故视功能保存较好，且可逆。但糖尿病无疑是 NAION 的血管病风险因素之一。

（二）治疗

小规模观察性研究报道了玻璃体腔内或眼周注射类固醇激素、抗 VEGF 药物和全视网膜光凝可改善视盘水肿。但是并没有强有力的数据支撑这些治疗方法可有效治疗糖尿病性视乳头病变，目前糖尿病性视乳头病变主要治疗方案是观察，因为该病预后良好，大多数病例在 4~8 个月自行消退。

第四节 压迫性视神经病变

压迫性视神经病变是一类发生于视通路行径过程中肿瘤或其他占位而导致的视神经功能障碍。临床起病隐袭，表现为视力进行性下降、色觉障碍及视野缺损。根据压迫部位，临床可分为前部压迫性视神经病变，指靠近视盘部位病变导致视盘水肿；后部压迫病变，以视神经萎缩为特征。影像学检查可以很大程度帮助定位、定性诊断。及时确诊视神经压迫可以尽早采取相应的措施，最大限度地保留患者的视功能，减少误诊及激素类药物的过度使用。

一、眼眶内压迫

眼眶内占位性病变由于靠近视神经筛板部位常导致视乳头水肿。这类病变包括海绵状血管瘤、神经鞘瘤、错构瘤、脑膜瘤及恶性程度较高的淋巴瘤、肉瘤、多发性骨髓瘤等。

（一）临床特征

前部压迫性患者常伴有视乳头水肿、隆起；后部压迫性患者早期视盘形态正常，晚期出现视神经萎缩，临床诊疗过程中前部压迫容易误诊为"视神经炎""缺血性视神经病"；而后部压迫容易漏诊，患者常被冠以"不明原因的视力下降"。视敏度：患者的视力可能在相当长的一段时间内正常，或仅有视野的向心性缩小，弥漫性异常。借助 OCT 检查可以发现眼底视盘萎缩情况，同时可以用来随访病前进展。

甲状腺相关眼病眶内肥厚的肌肉也可造成视神经受压。由于海绵窦段颈内动脉靠近眶尖部位，动脉瘤及动脉膨隆可对视神经造成压迫。

计算机断层扫描（CT）和磁共振成像（MRI）对于眼眶和颅内视神经压迫性病变的确诊具有决定性的意义。CT对于骨质结构的完整性、钙化及金属异物的诊断方面虽然优于MRI，但MRI在界定炎症范围、视路内源性损害、鞍旁占位，尤其是视神经管内段微小压迫性病灶方面具有绝对的优势。

（二）治疗

手术治疗，术后密切随访视功能。

二、鞍区压迫

鞍区占位导致视功能障碍最直接的病变为视交叉受累。由于在视交叉部位来自双眼鼻侧视网膜的神经纤维交叉，并进入对侧视束，故该部位损害表现出独特的单眼或双眼的颞侧偏盲。鞍区占位临床常见垂体瘤、脑膜瘤、颅咽管瘤及血管瘤。

（一）临床特征

患者可主诉单眼或双眼的视力下降。双眼症状可不对称，受损严重眼查体可见RAPD阳性。视力损害为慢性进行性加重趋势。由于视交叉部位的压迫距离视盘较远，故肿瘤早期患者眼底可表现为正常或轻度颜色淡。晚期压迫造成逆行性损害视盘表现出明显的萎缩。OCT中视网膜黄斑神经节细胞层变薄是影像学中视神经受累的证据。视野损害为最具特征性的临床表现：双眼或单眼出现颞侧不跨越垂直中线的偏盲是视交叉损害的核心特征。视交叉上方的压迫性病变首先导致双眼下方的颞侧偏盲，而下方病变导致上方双颞侧偏盲。由于鞍区肿瘤生长的不对称性及视野检查的主观误差，有时双眼颞侧偏盲并非完全对称，可出现跨越垂直中线的损害，常见于临床晚期就诊的患者。垂体瘤患者可伴内分泌异常，如月经不调、泌乳及指端肥大等。复视为少见情况，由于肿瘤侵入鞍旁海绵窦内，导致支配眼肌的脑神经受累。视交叉海绵状血管瘤破裂出血也可表现为双颞侧偏盲的特征。颈内动脉巨大动脉瘤可造成类似鞍区占位的表现。

（二）治疗

手术治疗，术后密切随访视功能。

第五节　外伤性视神经病变

外伤性视神经病变可分为视神经直接损伤与间接损伤。前者指开放性创伤时外物穿透组织直接损伤视神经，后者指闭合伤外力作用于颅脑及眼眶传导至视神经造成的损伤。此分类与患者视力预后无关。临床上常按照损伤的解剖部位进行分类，最常见视神经间接损伤发生在视神经管内段，多为管壁骨折导致。

一、临床特征

不同类型的损伤对视神经造成的损害程度不同，因此首先要对患者外伤进行评估。

（一）外伤评估

患者意识水平、头面部外伤、眼睑及眼眶周围开放伤口、视力下降情况等。

（二）视力下降

间接外伤对视功能的影响较为严重，患者视力多为无光感，绝大多数患者视力小于0.05。如单侧受累，患侧瞳孔 RAPD 明显。注意面部冲击伤患者瞳孔括约肌损害后也可出现近视力下降，需要仔细评估。

（三）眼底表现

合并视网膜震荡伤患者可伴有视盘及周边视网膜出血、渗出。多数间接视神经损害患者早期视盘边界清晰、颜色正常。但病后1个月逐渐出现检眼镜下可见的视盘苍白、萎缩，OCT发现视盘 RNFL 与黄斑 GCL 均可萎缩。

（四）视野

在视力能完成视野检查的患者，视野检查可出现缺损，但并无特殊固定类型，中心视野受损常见。

（五）视觉诱发电位

闪光视觉诱发电位（VEP）可用于评估意识状态差的患者视神经损害程度的评估。但使用 VEP 作为评价视力恢复的指标并不常用。

（六）OCT

OCT 为客观反映视神经、视网膜结构的指标，在视神经损伤早期，视盘周围 RML 可出现轻度肿胀，数月后开始逐渐变薄、萎缩。同时视网膜神经节细胞层也出现相应的逆向损害。

（七）影像学表现

眼眶 CT 可见视神经管骨折征象；磁共振成像可清晰显示视神经周围软组织水肿、出血及压迫情况。

二、治疗

目前无确认的有效方式。临床主要采取两类处理。

（1）手术治疗：采用视神经管减压术，其效果并无定论。

（2）类固醇治疗：对急性脊髓损害的多中心、随机、双盲试验研究显示，早期给予大剂量的类固醇冲击治疗，能够使患者功能恢复更佳。但大剂量类固醇冲击治疗的同时，需要监测患者血压、血糖等指标，以确保安全性。

三、预后

视神经损伤多为永久性，视功能预后差。

第六节　典型病例教学探讨

视神经炎1例

一、病情简介

患者张某某，女，16岁，因"右眼视力下降伴视物变暗10d"于2018年5月10日入院。

现病史：患者10d前无明显诱因出现右眼视力突降，伴视物变暗，此后视力下降逐渐加重，遂来门诊就诊，诊断为：右眼视神经炎。

既往史：无特殊。

入院情况：右眼视力为0.04，左眼视力为1.0。右眼眼压为12.2mmHg，左眼眼压为13.7mmHg。双眼结膜无充血，角膜透明，前房深度正常，虹膜纹理清，未见粘连萎缩，右眼瞳孔圆，直径4mm，光反射迟钝，RAPD+，左眼瞳孔圆，直径3mm，光反射灵敏，双眼晶状体透明，视网膜在位，右眼视盘隆起约2PD，充血，边界不清，黄斑区反光模糊，左眼视盘界清色可，黄斑区反光存。FFA：右眼视盘高荧光待查。VEP：右眼P100波振幅降低，潜伏期延迟，左眼P100波振幅及潜伏期正常。头颅MRI：未见明显异常。眼眶MRI：右侧视神经增粗，强化，考虑炎性改变。

入院诊断：右眼视神经炎。

诊疗经过：入院后经积极完善相关检查，查无禁忌后，于2021年5月10日予以1g/d甲强龙冲击治疗3d，再以0.5g冲击治疗3d，然后按每千克体重1mg醋酸泼尼松口服，此后序贯减量。

出院情况：患者一般情况良好，右眼视力为0.5，左眼视力为1.0，右眼眼压为13.5mmHg，左眼眼压为14.6mmHg。双眼结膜无充血，角膜透明，前房深度正常，虹膜纹理清，未见粘连萎缩，右眼瞳孔圆，直径4mm，光反射稍迟钝，左眼瞳孔圆，直径3mm，光反射灵敏，双眼晶状体透明，视网膜在位，右眼视盘轻充血，边界欠清，黄斑区反光模糊，左眼视盘界清色可，黄斑区反光存。

出院诊断：右眼视神经炎。

出院医嘱：包括以下3方面。

（1）出院带药：醋酸泼尼松片50mg口服，每天1次，早晨8:00顿服，氯化钾缓释片1片，口服，每天3次；钙尔奇D$_{600}$片，1片，每天2次，铝镁加混悬液1袋，口服，每天3次。

（2）注意避免熬夜、劳累、感冒等可能诱发疾病的情况。

（3）出院后1周门诊复查，若有眼痛及视力下降等不适，随时就诊。

二、病案分析

视神经炎是指视神经的脱髓鞘、感染、非特异性炎症等疾病。按受累部位分为视神经乳头炎和球后视神经炎。以特发性脱髓鞘性视神经炎最为常见，其确切原因不明，故称为特发性脱髓鞘性视神经炎。部分重症特发性脱髓鞘性视神经炎与视神经脊髓炎关系密切。

局部和全身感染都可因累及视神经导致感染性视神经炎。与视神经邻近的组织结构的感染性病变可通过局部蔓延至视神经炎导致疾病的发生。全身感染可经血液循环引起视神经感染从而致病。结核、梅毒感染史为较常见的感染病因。自身免疫性疾病也可引起视神经的非特异性炎症。临床上有约1/3的患者找不到明确的发病原因，可能其中有部分患者是误诊为视神经炎的其他视神经疾病患者。

视神经炎的患者表现为急性或亚急性的视力下降，可在1～2d内视力骤降至无光感，一般在1～2周时视力损害最严重，此后视力逐渐恢复。患者可出现色觉障碍，常为红绿色觉障碍。该病伴有视野损害，以中心暗点和视野向心性缩小最为典型。部分患者存在眼球转动痛。部分患者在运动或热水浴时感觉视力下降，称为"Uhthoff"征。感染性和自身免疫性视神经炎无明显的自然缓解和复发过程，但需要同时治疗原发病才能好转，部分患者需要同时使用大剂量激素。

患眼光反射迟钝，部分出现相对性传入性瞳孔障碍（RAPD），是单眼视神经病变最可靠的证据。视神经乳头炎眼底表现为视乳头充血水肿，视盘表面或盘周可有少的出血，视网膜静脉可因回流障碍增粗，动脉一般无改变。部分患者后极部网膜水肿渗出，呈视神经网膜炎。球后视神经炎患者眼底多无异常表现。

通过患者视力下降、症状、瞳孔及眼底改变、视野、VEP、MRI可诊断该疾病。脑脊液检查对视神经脱髓鞘疾病有协助诊断作用。通过血清或脑脊液查到视神经脊髓炎相关抗体有助于视神经脊髓炎的诊断，有助于指导治疗和评估预后。脱髓鞘性视神经炎患者若大剂量激素冲击治疗无效，应尽早进行血浆置换或免疫吸附治疗，患者通过该治疗可获得有效缓解，但完全缓解率随时间推移快速降低。可考虑行静脉输注丙种球蛋白治疗，该治疗有助于快速控制症状并降低复发率。临床上血浆置换治疗应先于静脉输注丙种球蛋白治疗，并应避免血浆置换和丙种球蛋白治疗同期进行。

部分对激素不耐受、身体状况不宜使用激素或容易复发的患者，需加用免疫抑制剂治疗，以降低复发率。对于免疫抑制剂不能耐受者，可选择利妥昔单克隆抗体等单抗类药物治疗。

三、病例点评

本例患者有单眼无痛性视力突然下降病史，年轻，病史短，发展急，符合视神经炎的病史特点。患者RAPD阳性，视盘充血、水肿，VEPP100波潜伏期延迟，振幅降低，眼眶MRI提示视神经增粗强化，可明确诊断。患者未查到明确的病因，为特发性的视神经炎。排除禁忌，经过激素冲击治疗后，患者视力很快恢复至0.5，此后激素序贯减量，视力存在进一步恢复的可能。该患者对激素敏感，视力恢复快，但存在复发的可能。需告知患者避免出现诱发视神经炎复发的注意事项。

四、教学探讨

本病例为较典型的特发性视神经炎，未查到明确的病因，排除禁忌后予以大剂量激素冲击治疗，此后改口服治疗，并序贯减量，此患者对激素敏感，视力恢复好。大剂量激素的使用可能造成糖脂代谢紊乱、骨质疏松、消化道溃疡，诱发潜在感染等风险，在激素使用的过程中，应补钙、补钾，保护胃黏膜，并定期检测相关指标。

参考文献

[1]晁岱岭.眼科疾病临床诊疗要点[M].南昌：江西科学技术出版社,2020.

[2]房修岭，赵昌涛，赵丹丹.现代眼科疾病诊疗[M].北京：世界图书出版公司,2021.

[3]陈景尧.临床常见眼科疾病诊治对策[M].北京：科学技术文献出版社,2020.

[4]蒋敬霞，门盛男，耿斐，等.眼科护理与临床用药[M].成都：四川科学技术出版社,2021.

[5]李玲.现代眼科疾病诊疗学[M].昆明：云南科学技术出版社,2020.

[6]李美娟.现代临床常见病护理学[M].昆明：云南科学技术出版社,2020.

[7]郑得海.眼科疾病诊疗学[M].长春：吉林科学技术出版社,2020.

[8]庞龙.眼科[M].北京：科学出版社,2020.

[9]李艳丽.眼科检查技术与疾病概要[M].沈阳：沈阳出版社,2020.

[10]马伊.新编眼科疾病诊疗学[M].天津：天津科学技术出版社,2020.

[11]鲍莹.眼科疾病的现代诊断与治疗[M].北京：科学技术文献出版社,2020.

[12]颜廷芹.临床眼科诊疗常规[M].沈阳：沈阳出版社,2020.

[13]郝艳洁.精编眼科疾病诊疗方法[M].天津：天津科学技术出版社,2020.

[14]张雅丽.精编临床眼科诊疗学[M].长春：吉林科学技术出版社,2020.

[15]姜蕾.眼科临床诊治基础与技巧[M].长春：吉林科学技术出版社,2020.

[16]姚靖.实用眼科指南[M].天津：天津科学技术出版社,2020.

[17]张鸿.眼科临床检查与诊治技巧[M].昆明：云南科学技术出版社,2020.

[18]周茂伟.精编眼科诊疗常规[M].长春：吉林科学技术出版社,2020.

[19]王文.眼科检查与诊疗技术[M].哈尔滨：黑龙江科学技术出版社,2020.

[20]李兰.现代眼科疾病规范诊治与新进展[M].天津：天津科学技术出版社,2020.